우리들이 궁금했던

굴절검사 & 양안시 처방법 이야기

저자 박 창 원

도서출판 대학서림

들어가는 글

시력은 눈의 가장 기본적인 기능으로 눈이 빛을 인식하고 뇌가 그 정보를 해석하여 얻는 시각적 능력을 말한다. 올바른 시력을 구현하기 위해서는 "보는 것"과 관련된 여러 요소와 기관(눈의 굴절매체, 수정체, 망막, 시세포, 시신경, 대뇌 등)들이 올바르게 협력하여 작동해야 한다. 이러한 복잡한 시각 시스템에 문제가 발생하면 주로 시력저하와 관련된 자각증상을 호소하는데 이들의 대부분은 굴절이상자로서 도수처방이 필요한 사람들이다. 시력이 저하된 자의 대다수가 굴절이상이기 때문에 관련 전공자, 직업군은 정확한 굴절검사와 처방 기술을 배우고 익히는데 부단한 노력을 기울여야 한다. 굴절검사는 눈의 굴절력을 측정하는 절차를 말하는데 눈의 굴절력은 외부에서 입사된 광선을 망막 위에 결상시키는데 결정적인 영향을 미친다(빛이 어떻게 렌즈를 통과하고 망막 어디에 결상되는지는 굴절력으로 결정된다). 그런데 굴절검사의 과정에서 교정된 빛의 이동 경로라던가 망막으로 향하는 초점 등은 검안장비나 육안으로 확인 할 수 없고 피검자의 반응과 응답에 의존하는 경향이 크기 때문에 정확한 검사 및 처방은 매우 중요하다.

그간에 알려진 굴절 검사법은 다양한 방법과 기술로 소개되어왔는데 일부 검사법은 지나치게 검사자의 개인적 경험에 의존하거나 구전으로 전수되기 때문에 배우는 것이 어렵고 체계화되지 못한 한계점도 존재하였다. 그래서 본서에는 굴절검사 파트를 객관적이고 명료하게 서술하는데 노력을 기울였고 양안시검사 및 처방 내용과 유기적으로 연결시켜 검사를 수행 할 수 있도록 내용을 구성하였다. 비록 단순한 서술법으로 내용을 설명했지만 임상에서 쉽게 따라하고 스스로 익히기에는 최적으로 개발된 매뉴얼서라고 할 수 있다.

한편 최근에는 현대인의 근거리 시습관, 과도한 멀티미디어 기기의 사용 등으로 양안시기능 이상자가 꾸준히 증가하고 있는데 이들의 안정피로, 시기능의 불편감과 같은 시력의 질적 문제가 우려되고 있다.

양안시 이상은 시력의 선명도와는 또 다른 개념인 시각기능의 "편안하게 보는 것"과 관련이 깊다. 양안시기능 이상자가 겪는 안근의 불균형, 안정피로, 안구의 불편감 문제는 안구의 피로도를 누적시켜 시생활의 집중력에도 영향을 미쳐 삶의 질을 저하시킨다. 특히 양안시 이상은 근거리 작업의 집중력을 떨어뜨리는 주요인으로 알려져 있다.

최근에는 이러한 양안시기능 이상(사시, 사위, 안정피로, 기능성 안경, 프리즘 안경, 시훈련 등)과 관련된 정보가 다양한 매체와 경로로 일반 대중들 사이에서 널리 알려져 있다. 이제는 안경착용자들도 안경도수만을 정확하게 맞춰서 얻는 "선명하게 보는 시각기능"의 만족을 넘어서 "시생활의 질(quality)"적인 부분에도 관심을 보이기 시작했다고 할 수 있다. 저자는 이러한 변화가 과거 개개인의 다양한 경험과 정보 누적으로 발생한 것이 아닌가? 하고 조심스레 추측해 본다.

다음의 〈일상 사례〉를 보면 조금은 이해가 될 것이다.

〈*A 군: 눈의 자각증상으로 안구 피로감, 안통, 두통, 눈부심 등이 심해서 병원에 내원했지만 안과적 질환은 없고 시력이 좋으니 문제가 없다라는 말만 수없이 들어왔다. 그런데 우연히 인터넷으로 프리즘 안경에 대한 내용을 접하게 되었는데 내 눈의 문제가 안구 근육의 불균형일 수 도 있다는 생각을 해봤다.

*B 양: 안경도수에는 문제가 없다는데 독서와 같은 근거리 작업 시에 유독 집중력이 떨어지거나 거리감, 원근감이 저하되는 증상을 느껴왔다. 안경원에서 눈에 대한 상담을 받았을 때 양안시 이상, 사위안에 대한 설명을 들었다.

*C 군: 주변에 북미,유럽권역에 살다가 들어온 지인들이 말하길, 눈의 불편한 증상도 안경원에서 자연스럽게 케어 및 관리(프리즘 처방, 시훈련)를 받았다고 했다.〉

또한 안경사 직업 군에서도 양안시 이상 및 처방에 대해서 긍정적인 인식(현장에서 양안시 검사와 처방에 대한 필요성 인지)의 변화로 관심이 증가하고 있다. 이러한 상황속에서 "양안시 이상 교정 및 처방"에 대한 교육의 중요성이 대두되고 있다.

사실 미국의 옵토메트리 제도권하에서 양안시검사 및 처방은 약 100년 가까이 루틴(routine)으로 시행되어온 안경처방 기술이다. 하지만 국내에서는 양안시기능 검사 및 처방 기술이 꽤 오랜 기간 동안 안경원에 대중화되지 못하고 일부 안경원 위주로 양안시 검사 및 처방이 이루어졌다. 그 이유는 긴 검사시간 소요, 대중의 인식과 개념의 부족이 있었고 외국과 국내의 안경사 및 검안사에 관한 제도적 차이 문제로 체계적인 교육 시스템이 부재한 탓도 있다고 생각한다. 그래서 본서에서는 University of Auckland에서 Optometry를 전공하고 호주에서 현직 Clinical Optometrist로 활동(Specsavers Optometrist LTD 소속)하고 있는 검안의(Sung Su Lim)의 생생한 임상 양안시 처방 기술자문을 기반으로 국내 안경원 실정을 고려한 검사 및 처방법을 서술하였다. 또한 국내 안경원 현장에서 흔하게 쓰는 검안기기 및 장비를 중심으로 내용을 설명하여 책에서 배운 양안시 검사 및 처방 기술을 현장에서 즉시 적용 가능토록 하였다.

저자는 무엇보다도 이 책을 읽고 공부하는 독자와 검사자에게 실질적인 도움이 되었으면 하는 마음으로 다음과 같은 집필의도를 밝힌다.

1. 현직에서 검안을 수행하는 안경사, 검안사 그리고 굴절검사, 양안시 검사학을 처음 배우는 전공 학생들도 이 책을 읽고 스스로 이해할 수 있고 임상에서 활용과 적용을 높이기 위함이다.

특히 이론적 내용과 실무에서 동떨어진 부수적인 검사를 과감하게 대폭 삭제하여 분량을 간결하게 줄였으며 이론보다 임상에서 바로 실시 할 수 있는 검사법과 처방법을 강조하여 서술하였다.

실제로 초보 검사자들은 검안 직무수행에서 어떠한 과정과 순서로 진행을 해야 할지 몰라서 힘들어하는 경우가 많다. 이 책은 검안내용과 순서를 매뉴얼화하여 쉽게 검사법을 익힐 수 있도록 구성되어 굴절검사, 양안시 검사 및 처방의 가이드라인이 될 것으로 확신한다.

2. 시중에 출간된 전공 서적들은 눈의 굴절상태와 양안시검사 처방법에 대한 설명이 명료하지 않거나 지나치게 이론 위주의 서술로 현장에서 검안을 수행하는 안경사, 검안사들이 스스로 기술을 익히는데 어려움을 느끼곤 한다. 본서는 굴절검사, 양안시 검사방법과 검사순서에 대하여 이해가 쉽고 명확하게 서술되어 책장에서 방치되지 않고 현장에서 효율적으로 활용될 수 있다.

3. 안경사 국가고시 시험을 준비하는 학습자를 위해서 “눈에 대한 이해”, “기초시기능 검사 및 굴절검사”, “양안시검사 및 처방” 영역에서 국가고시 예상 문제를 엄선하였다. 이를 통해 독자 스스로 학습 성취수준을 확인 할 수 있고 국가고시를 대비한 문제풀이 연습에도 도움이 될 수 있도록 구성하였다.

이 지면을 통해 검사 및 처방법에 대한 자문과 감수에 많은 도움을 준 임성수 검안의, 동료, 선배 교수님들에게 감사를 드리고 국정교과서 출판작업으로 바쁜 와중에서도 출판을 맡아주신 윤진영 대표님, 조기현 이사님, 편집장님과 팀원 관계자 여러분들의 관심과 수고에 감사 드립니다. 나의 사랑하는 가족들에게도 감사 인사를 전합니다. 무엇보다도 제게 세상에서 가장 소중한 기회를 주신 하나님께 감사와 영광을 돌립니다.

2024년 3월

저자 박 창 원

목차

제 01 부 눈에 대한 이해

제 02 부 기초 시기능 검사 및 굴절검사

제 03 부 양안시검사와 처방

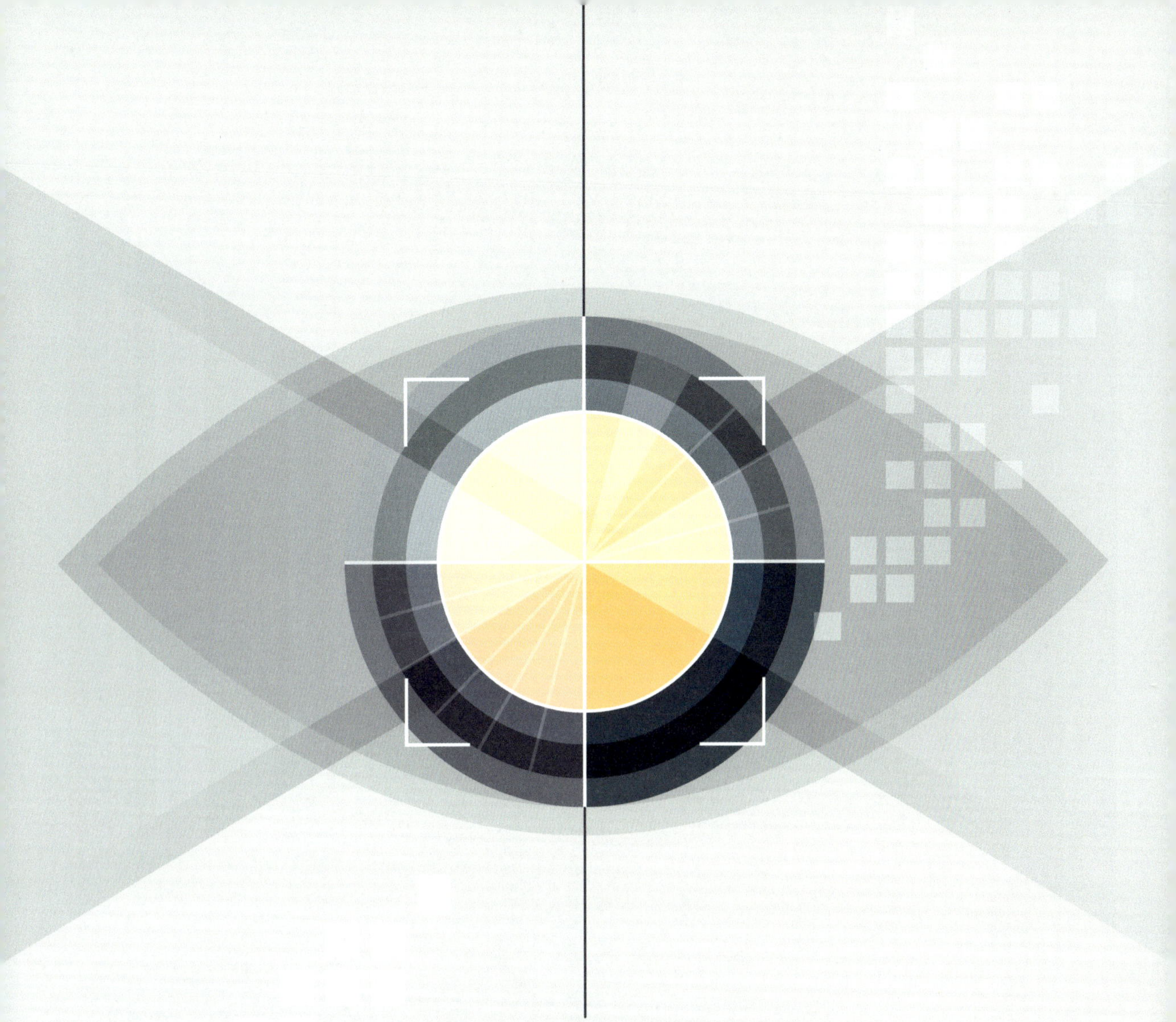

제1부

눈에 대한 이해

제 01장
눈의 구조와 이해

1. 눈의 기본 이해

인간이 태어나는 그 순간부터 전 생애에 걸쳐서 눈은 광활한 세상과 우리를 연결시켜 주는 작은 창문(window) 역할을 한다. 실제로 인간이 살면서 습득하는 정보의 80%는 시각을 통해서 얻는다. "백문불여일견(百聞不如一見)" 속담에서 알 수 있듯이 옛날 옛적부터 우리 조상님들은 "보는 기능"을 중요시 여겼고 현재도 인체의 오감각 중에서 시각 기능을 최우선으로 생각하고 있다. 가만히 생각해보면 인류는 16세기 현미경의 발명을 계기로 눈으로 보지 못한 미시적인 세계에 눈을 뜨게 되었고 이후 의과학이 눈부시게 발전할 수 있었다. 오늘날, 인류 문명이 이렇게 발전해오기까지 눈이라는 감각기관의 덕을 봤다고 해도 과언이 아니다. 또한 눈은 인간의 몸으로 전달되는 대부분의 정보를 수

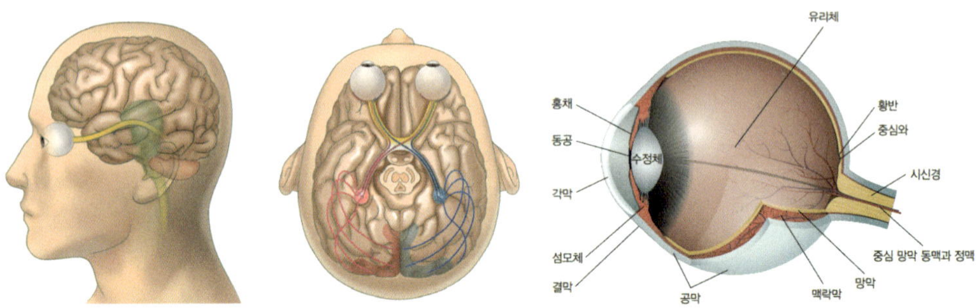

두 개강 내 안구의 위치와 구조물에 대한 이해

집하고 처리하는데 단순히 사물과 사람을 인식하고 외부의 정보를 얻는 일 외에도 인간의 감정, 정서적 교감에도 영향을 준다. 우리의 눈은 문명 발달에 공헌하고 인간의 정서적인 부분에도 핵심적인 기능을 해왔기에 우리 몸에서 얼마나 소중한지를 알 수 있다.

눈(안구, eyeball)의 시각기능 프로세스는 외계의 시각정보를 포착하여 초점을 맞추어 상(image)을 얻고(광학적 기능) 이 정보를 전기신호로 전환하여 대뇌에 최종적으로 신호를 전달하여 시각기능을 수행한다(정보처리 기능). 안구(지름 2.4 cm, 무게 7 g)는 탁구공(지름 4.0 cm, 무게 2.7 g)보다 조금 작은 크기로 두개골 내에 안와(orbit)라는 공간에서 외부의 위험로부터 보호되는데 위로는 이마뼈(frontal bone)가 보호해주고 정면에서는 코뼈(nasal bone)가, 측면으로는 광대뼈(zygoma)가 안구를 철저하게 감싸고 있다. 그래서 우리가 길을 걷다가 넘어지는 상황에서도 코가 깨지거나 눈두덩이가 터져도 안구가 직접 상처를 입는 경우는 극히 드물다. 만약 어떤 물체가 눈으로 날아오더라도 눈꺼풀의 반사운동 기능이 있어 순간적으로 안구표면을 눈꺼풀로 덮기에 안구는 안전하게 보호된다. 또한 안구는 안와내에서 외안근이라는 근육에 의해 단단히 고정되어 안정적으로 위치하고 있다.

안구의 표면(외막: outer membrane layer)에는 질기고 튼튼한 교원 섬유질 막인 각막과 공막이 둘러싸서 눈을 보호한다. 중간층에는 혈관과 색소세포가 풍부한 포도막(중막: middle membrane layer)이 존재하여 망막에 영양을 공급한다. 그리고 가장 안쪽 면에 신경막이라고 불리는 망막(내막: inner membrane layer)으로 3중막의 형태를 띠고 있다. 안구 내부공간은 주로 투명한 액체인 방수(물 99%), 수정체(물 65%), 유리체(물 99%)로 구성되어 있는데 이 액체들이 망막의 층을 지지하여 안구의 형태를 유지시키고 외부 광선이 망막에 도달 할 수 있도록 굴절 매개체 역할을 한다.

저자는 이 책에서 굴절력(diopter, D, 디옵터)이라는 용어를 자주 언급할 텐데 굴절력은 Optical power=Dioptric power=Refractive power로 정의되며 빛을 모으거나 분산하는 힘을 일컫는다. 눈의 굴절력(D)이 정상안과 비교하여 높거나, 낮다고 표현하는 것은 초점이 망막(중심 오목) 위에 정확히 결상되지 못함을 의미한다. 이를 굴절이상이라고 하고 우리가 흔히 알고 있는 근시(myopia), 원시(hyperopia), 난시(astigmatism) 등이 여기에 해당한다.

근시안의 눈은 총 굴절력이 정상안 기준치보다 상대적으로 높아서 빛이 눈의 내부를 지나며 구부러져서 망막 앞에 맺힌다. 원시안의 경우는 눈의 굴절력이 상대적으로 낮아서 빛이 망막 뒤에 초점을 맺게 된다. 한편 난시안은 근시, 원시안과는 달리 점 형태의 초점을 맺지 못하고 두 점 or 두 점 이상의 초점을 갖는 눈으로 안구의 경선 방향에 따라서 도수가 각각 다른 눈이다. 가장 강한 굴절력을 가진 경선(강주경선)과 가장 약한 굴절력을 지닌 경선(약주경선)이 직교하는 형태를 띠는 눈이다.

굴스트란드가 발표한 광학적 모형안을 보면 정시안의 표준 굴절력을 약 59 디옵터(D)로 계산하여 설명한다. 총 굴절력에서 각막의 굴절력이 약 70%, 수정체는 약 30%의 굴절력을 차지한다고 하였다(안축장의 길이, 안구 내 초점거리, 렌즈 위치, 굴절률, 기타 변수가 정상치라는 가정하에). 즉, 눈의 굴절력은 각막과 수정체에 의해 형성된다고 생각하면 쉽다.

눈의 총 굴절력 = 각막 + 수정체 + 기타

(70%) (30%)

2. 눈의 구조와 기능

눈의 해부학

아래 그림을 보면 눈의 해부학적 구조를 한눈에 알 수 있다.

빛 에너지는 외부 세계로부터 눈 내부로 들어와서 빛에 민감하게 반응하는 망막(retina)에 도달한다.

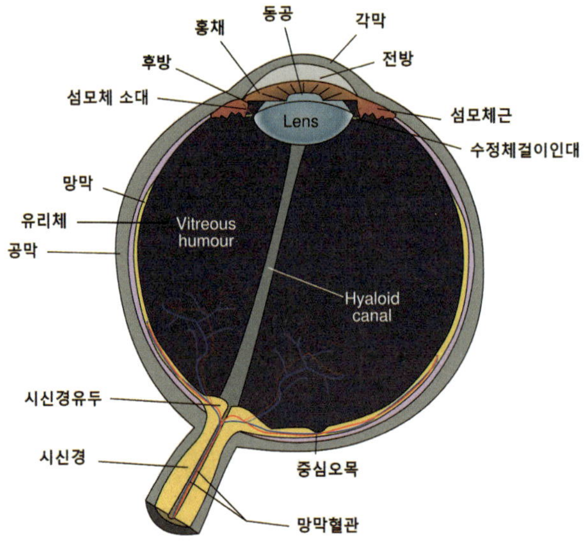

안구의 해부학적 구조

빛은 각막 → 동공 → 수정체 → 유리체를 지나서 망막에 결상되는데 광수용체가 빛을 전기신호로 바꾸고 이 신호를 시신경으로 처리한 후 대뇌로 전송되는 시스템이다.

사물을 명확하게 볼 수 있는 선명시의 요건은 굴절매개체(각막, 동공, 수정체, 유리체)에 의해 통과된 빛이 망막(중심오목)에 초점으로 결상되어야 한다. 망막은 광양자를 흡수하는 막대세포(rod cell)와 원뿔세포(cone cell) 등의 광수용 세포를 가지고 있는데 수용기(receptor)에서 광(光)자극(물체의 상)을 전기신호로 전환하여 시신경을 통해 최종적으로 대뇌로 신경신호를 전달하게 된다. 이 과정에서 어느 한 지점의 신호전달이 이뤄지지 않는 차단 및 간섭이 발생하면 정상적인 시력이 나오지 않게 된다. 굴절매개체, 안구 내 구조물의 문제 혹은 질환으로 인해 신호전달 체계의 이상이 생긴 경우를 안질환(ophthalmic disease)이라고 하고, 단순히 굴절매개체의 굴절력이 정상안에 비하여 높고, 낮음의 문제로 시력이 저하되면 이를 굴절이상(근시, 원시, 난시)이라 한다. 이는 도수처방(안경, 콘택트렌즈)으로 교정할 수 있다.

망막에서 맺힌 상(image) 신호가 시신경(optic nerve)을 통해 대뇌로 이동되는 경로를 나타내는데 대뇌에서 후두엽 부분을 시각 겉질부(visual cortex)라고 하고 브로드만(Brodmann) 제 17, 18, 19번 시각영역으로 분류된다.

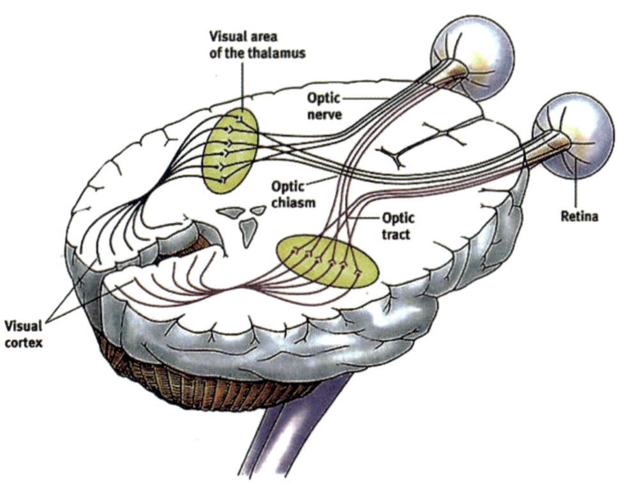

시각 경로의 이해

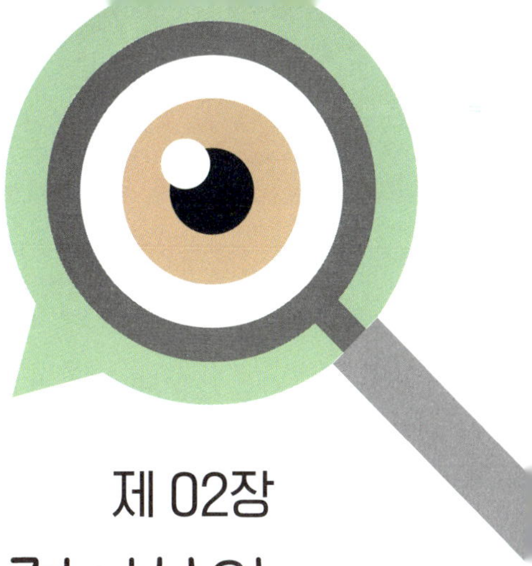

제 02장

굴절이상안

현대사회에서 정시안 비율은 고작 20% 이내
대부분의 사람들은 비정시안(ametropia)에 해당한다.

외부의 광선이 안구 내로 입사하여 망막의 중심오목에 정확하게 결상되지 못하는 상태를 굴절이상(refractive error)이라고 하고 굴절이상이 있는 눈을 비정시안(ametropia)이라 한다(근시, 원시, 난시안).

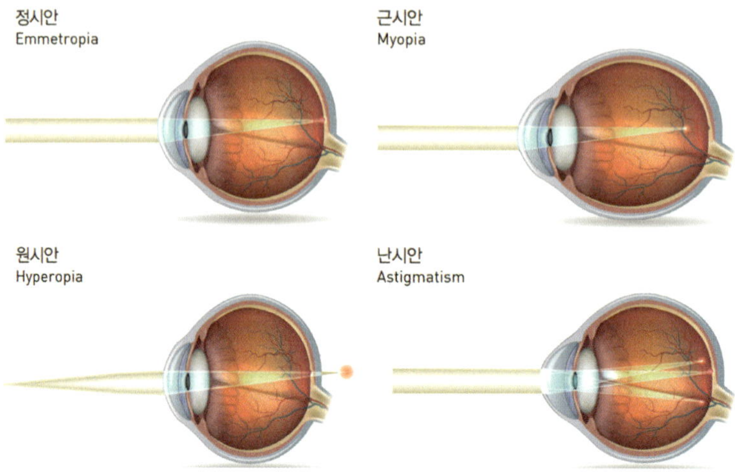

*위 그림과 같이 초점의 결상상태에 따라 정시안, 근시안, 원시안, 난시안으로 구분된다.

1. 정시안(emmetropia)
교정용구 없이 나안으로 원거리 시력이 좋은 눈

정시안은 굴절상태가 정상적인 눈으로 안경의 교정 없이도 먼 거리의 사물을 선명하게 볼 수 있다. 눈에 다른 이상이 없다면 정상적으로 1.0 시력이 잘 나온다.

눈의 총 굴절력이 약 59 D의 값을 갖는 눈이다.

정시안은 외부에서 입사한 평행광선이 망막 위(중심오목)에 정확히 결상하는 눈을 말한다.

- 망막의 중심오목에 초점 상이 집약적으로 맺히는 눈으로 선명한 상을 볼 수 있다.
- 초점 상이 정확하게 중심오목 위에 맺히기 때문에 교정용구가 필요없으며 일반적으로 시력이 좋은 눈이다.

2. 근시안(myopia)

교정용구가 반드시 필요한 눈으로 원거리 시력이 불량함

2019년 WHO가 최초로 발표한 세계 시력보고서에서 "한국 청소년 근시는 세계 최악 수준" 이라고 발표

최근 호주 브라이언홀덴 안과연구소(Brien Holden Vision Institute)는 2050년에 전 세계 인구의 64%인 47억 6천만 명이 근시가 되고 9억4천만 명이 고도근시가 될 것으로 예측하였다. 미국검안협회(AOA) 보고에 따르면 전 세계 근시인구는 2050년에는 약 50억 명에 이른다고 하여 근시 인구 급증은 전 세계적인 문제로 인식되고 있다. 혹자는 전 세계적으로 근시환자가 늘어나는 현상을 pandemic으로 표현하기도 하였다. 미국, 유럽보다 동아시아권의 인구에서 근시 진행이 매우 빠르게 진행되고 있으며 특히 한국 청소년의 근시 유병률과 증가율은 세계 최고 수준이다.

하지만 너무 걱정할 필요는 없다. 근시 도수가 높아질수록(고도근시안에 가까울수록) 안질환의 위험도가 비례하여 증가하기는 하지만 굴절이상안의 다수는 −3 D 미만인 경도근시이고, 고도근시안이라고 해도 안질환과의 합병증 없이 교정시력이 잘 나오는 경우가 대부분이다. 그리고 정기적으로 안과를 방문할 시에는 실명으로 이어지는 경우가 극히 드물다.

근시는 가장 흔한 굴절이상으로 대개 7세~14세에 시작하여 성인이 될 때까지 진행하고 멈추는 것이 보통이다. 성장기에는 눈의 길이(안축장)가 급격하게 늘어나게 되는데 광학적인 문제로 초점이 망막 위에 닿지 않아 시력이 떨어지는 것이다. 즉, 눈의 기능이 저하되거나 질병에 의한 것이 문제가 아니므로(눈의 성장에 따른 부작용에 가까움) 시력이 떨어졌다고 해서 눈이 나빠졌다는 부정적인 인식을 가질 필요는 없다.

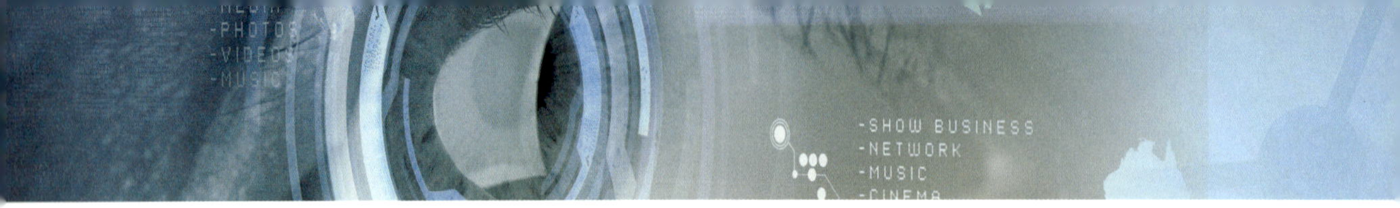

1) 근시의 종류

근시는 정적 굴절상태에서 평행광선속의 상이 망막 앞에 결상되는 눈을 말한다(원점이 눈 앞 유한 거리에 있다). 진행성에 따라 단순근시(simple myopia)와 진행성근시(progressive myopia)로 분류된다.

① 단순근시: 학교근시(후천성 근시)라고 하며 주로 만 7세 정도에서 시작하여 20세 정도가 되면 안경도수가 정지하는 경향이 있다. 단순근시의 근시도는 경도(−0.25~−2.75 D)나 중등도(−3.00~−5.75 D) 근시가 많은 편이다. 단순근시는 후천적으로 장시간의 근업에 의해 유발되므로 조절지속과 밀접한 관련이 있다고 한다.

② 진행성 근시: 20세가 지나고 계속 안축장의 성장과 함께 안경도수가 높아지는 눈을 말한다. 진행성 근시는 고도근시(−6.00 D 이상)가 많은 편이다.

진행성 근시는 악성 근시, 선천성 근시라고 불리며 단순근시보다 조기(유년기:6~10세)에 또는 선천적으로 발생하고 유전 가능성이 크다. 최근 Plos one 저널에 게재된 연구논문에서 부모가 모두 고도근시안(−6.0 D 이하)일 경우에 자녀에게서 고도근시가 나타날 확률이 11.41 배까지 높아지는 결과를 발표했다. 본 연구결과는 시력에 영향을 미칠 수 있는 성별, 나이, 비만도 등 다른 요인을 통계적으로 보정한 뒤 나온 결과이기에 부모의 근시와 자녀의 근시 사이에 높은 관련성을 증명한 셈이다.

▶ 진행성 근시의 특성

이측 코누스, 망막과 맥락막 위축, 공막 확장, 유리체 변화, 안구돌출, 동공산대가 보이고, 전방이 깊다. 양성 카파각이 크므로 외사시와 같은 외관을 보인다. 합병증으로 녹내장, 백내장 및 망막 박리가 있다.

③ 가성근시(pseudomyopia): 원시안이 교정되지 않은 상태에서 과도한 근업을 하게 되면 조절경련이 발생되어 마치 근시인 것처럼 되는 것을 말한다. 위근시라고도 한다. 가성근시는 일반적인 근시와는 달리 눈의 조절력이 증가하는 과정에서 일정기간 동안 과도한 조절로 인해 일시적 근시상태가 되는 것이다. 나쁜 자세로 장시간 독서, 게임 등 과도한 근업을 계속 지속하면 원거리로 시선을 옮겨도 조절이 이완되지 않는 근시 상태가 된다. 가성근시는 과도한 조절이 원인이므로 현성 굴절검사에서 나타나는 근시의 굴절도가 조절마비 굴절검사 후에는 현저히 저하된다. 그래서 조절력이 강한 소아나 청소년에게 있어 첫 굴절 검사 시에 조절 마비 검사는 필수적이다. 가성근시는 주로 만 10세 이전에 약 10% 정도 발생하고 10세 이후에는 극히 드문 편이다. 이 가성근시를 일반 근시처럼 교정해주면 굴절이상이 심해지고 조절경련이 더욱 악화된다.

가성근시의 치료법으로 +3.00 D의 볼록렌즈를 착용시켜 조절긴장을 서서히 풀어주는 것과 1시간 이상 원방주시, 야외활동 하기, 조절마비제 점안이 효과적이다.

④ 합병근시: 당뇨병 발생, 백내장 초기, 스테로이드제 투여, 녹내장, 심한 결막염, 포도막염, 임신 중에 급격한 근시가 발생되는 경우가 있다

⑤ 야간근시: 어두워지는 밤에 유독 시력저하를 호소하는 경우가 있다. 원인에 대해서는 확실히 밝혀진 사실은 없지만 구면수차(야간에 동공확대로 주변부에 입사광선이 더 큰 굴절력을 갖게 되어서), 조절(어둠 속에서 조절이 심해지는 문제), 색수차(어둠 속에서 망막은 청색 계열에 민감하므로 근시 발생) 등이 관련이 있다고 한다.

일반적으로 알려진 근시유발 원인에 대해서 알아보자.

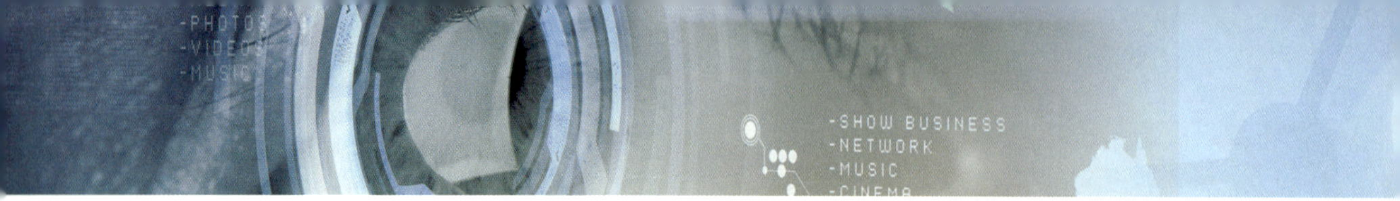

2) 근시의 다양한 원인들

① **근업 환경설**: 눈과 가까운 거리에서 작은 글씨를 장시간 동안 보면 근시가 된다.

② **VDT 증후군**: TV나 컴퓨터와 같은 멀티미디어에서 발산하는 광선을 장시간 보게 되면 시력저하, 눈의 피로, 조절력 저하, 두통, 안구 통증, 어깨 통증 등이 발생하는 증상을 말한다.

③ **공해**: 대기오염으로 인한 매연가스, 공기의 혼탁, 수질오염으로 눈의 질환과 굴절 이상이 나타난다.

④ **운동과 영양부족**: 실내생활의 증가와 편식으로 인한 영양부족은 굴절이상의 요인이 된다

⑤ **유전성**: 부모가 모두 고도근시일 경우에 다음 세대 아이에게 근시가 유전될 확률은 매우 높다.

⑥ **초점이탈 이론(Defocus theory)**: 근시의 원인을 따지는 많은 학설들이 있지만 그 중에서 근시에 관한 유력한 학설은 "Defocus theory"로 취학기 때 환경, 채광, 자세, 미시적인 작업 등이 근시의 발생과 진행을 촉진한다고 알려져 있다.

장시간 동안 근거리 타깃을 주시하면, 눈 내부 근육(내안근)과 외안근에 안정피로가 유발된다. 그리고 상측 초점이 망막 뒤편으로 이동해서 원형의 착란원이 형성된다. 흐린 상(blur image)의 신호를 받은 대뇌에서는 흐린 초점상을 허용치 않으려고 불수의적으로 초점을 이동시키게 된다. 초점을 이동시키는 과정에서 섬모체 근육이 수축하여 수정체가 두꺼워지는 조절(Accommodation) 현상이 발생한다. 흐린 상을 인식하여 조절이 발생되어 선명한 상을 보게 되고, 다시 흐린 상을 보았다가 조절의 발생으로 선명한 상을 보게 되는 과정이 반복된다. 이때 눈에서 신경전달물질이 분비되고 후안방의 안압 상승으로 공막이 늘어 나게 된다. 공막이 늘어나서 안축장이 길어지게 되면 상측 초점이 망막 앞에 맺히는 근시가 된다. 이를 초점이탈이론(defocus theory)이라고 하고 현대 의과학에서 근시 유발 이론으로 가장 설득력을 얻고 있다.

이 이론을 근거로 근시 진행억제 및 관리(조절 억제, 안축장 관리)를 위한 다양한 연구와 방법들이 시도되고 있다.

*근시진행 억제 안경렌즈: 비접촉식 방식으로 교정 안경렌즈의 중심부에는 원용 교정 도수가 설계되었고 렌즈의 주변부에는 낮은 도수의 zone이 설계되어 있다. 즉, 주변부 zone은 근시성 흐린 상을 망막 앞에 맺히게 하여 안축장이 늘어나는 것을 방지한다. 최근 "근시진행 억제" 효과로 식약처 허가를 승인받은 근시진행 억제 안경렌즈는 근시진행 억제 효과가 60%에 달해 각막굴절교정술 렌즈(Orthokeratologic Lens, 드림렌즈) 효과에 육박하는 결과를 보여주었다.

*저용량의 아트로핀 점안약: 부교감신경 억제제로 조절과다로 인한 근시진행을 억제하기 위해 저농도의 희석된 아트로핀 점안제가 사용되고 있다. 약 2~3년 기간동안 저용량의 아트로핀 안약을 점안하여 안축장의 성장을 막아주어 근시진행을 억제하는 방법이다. 아트로핀 점안제의 근시억제 기전은 아직 명확하지는 않으나 임상 논문에서 근시진행 억제에 대한 효과가 밝혀졌다. 하지만 근시진행 억제 목적으로 사용된 기간이 오래된 약이 아니라서 연구결과가 부족하고 눈부심, 알러지 등의 부작용 발생과 약을 중지하였을 때 리바운드 효과(rebound effect)에 대한 논란이 있다.

*근시진행 억제 소프트렌즈: 소프트 콘택트렌즈 착용하듯 일과시간 동안 착용하면 되고 1회용이라 따로 관리를 하지 않아도 된다. 렌즈 자체에 "근시 교정" 과 "근시 완화" 역할을 하는 부분이 공존하는데 이중초점 링의 형태로 되어 "근시 완화" zone

을 통과한 상측초점이 망막 앞에 맺히도록 유도된다. 즉, 주변부 근시성 흐림을 유발시켜 안축장이 길어지는 것을 관리하는 원리이다.

3) 근시의 증상

*자각적 증상: 가까운 사물은 잘 보지만 먼 곳은 흐리다고 호소한다. 눈을 가늘게 뜨고 눈을 비비거나 찡그리며 본다. TV나 책을 가까이에서 보려고 한다(이미 근시가 진행되어 원거리 시력 불량으로 인해 가까이 접근해서 보려고 하는 것이다).

*타각적 증상: 눈이 돌출되어 보인다. 외사위, 외사시 현상이 있다. 맥락막 결손, 근시성 이측 코누스가 발견된다(맥락막이 위축되어 흰 공막이 직접 보인다).

맥락망막 위축(망막, 맥락막이 늘어나서 색소가 희박해짐), 표문상 안저(망막 혈관이 보임), 망막출혈, 유리체 변성(비문증 호소), 후공막 포도종(공막이 길어지면서 뒤로 돌출되는 현상) 증상이 있다.

4) 근시안의 광학적 이해

전체적인 눈의 디옵터가 높은 눈(59 D 초과)이다. 오목렌즈(Concave lens, 빛을 발산시키는 효과를 줌), (−)도수 장입이 필요한 눈이다.

근시안은 상 초점이 망막 앞에 위치하고 있다.

- 망막 앞에 초점 상이 집약적으로 맺히고 중심오목에는 흐릿한 상이 결상된다.
- 초점 상을 중심오목으로 이동시켜 줄 교정렌즈가 필요하다(오목렌즈).
- −3.50 D 이상의 근시안을 교정하지 않고 방치하면 약시 우려가 있다.
- 원거리에 있는 물체를 보려면 오목렌즈 안경이 필요하다.

굴스트란드의 광학이론으로 설명하자면, 근시안은 눈의 총 굴절력이 약 59 D를 초과하므로 눈의 굴절력이 정시안보다 높은 눈이다. 그래서 굴절력을 감소시킬 수 있는

오목렌즈(빛을 발산시키는 효과를 줌)가 필요하다. 근시안의 총 디옵터와 안경렌즈의 디옵터(도수)가 합쳐져서 총합 도수가 59 D가 되어야 한다.

ex 눈의 도수 65D + 교정 안경의 디옵터 −6 D = 59 D(정시안이 됨)

*근시 도수가 높을수록 안경렌즈의 두께는 두꺼워져서 무게가 증가하고 미용상 좋지 않다. 또한 오목렌즈 상 배율 효과로 인해 내 눈이 작아보이는 효과가 발생한다(상대방이 나를 봤을 때).

*근시 도수와 삶의 질

−1 D의 근시안: 원점굴절도의 역수를 취하면 1/−1 = 1 m

이론적으로 눈 앞 1 m 이하의 거리에서 물체 식별이 가능함.

−2 D의 근시안: 원점 굴절도의 역수를 취하면 1/−2 = −0.5 m

이론적으로 눈 앞 0.5 m 이하의 거리에서 물체 식별이 가능함.

−3 D의 근시안: 원점 굴절도의 역수를 취하면 1/−3 = −0.3 m

이론적으로 눈 앞 33 cm 이하의 거리에서 물체 식별이 가능함.

−6 D의 근시안: 원점 굴절도의 역수를 취하면 1/−6 = −0.17 m

이론적으로 눈 앞 17 cm 이하의 거리에서 물체 식별이 가능함.

−6 D의 근시안(고도근시)은 눈 앞 17 cm보다 먼 거리 타깃을 안경 없이 선명히 보기 힘듦으로 삶의 질이 저해된다. 이렇듯, 고도 근시안은 매우 가까운 거리에서만 맨눈으로 물체 식별이 가능하기 때문에 보통의 근업 작업(33~40 cm 거리의 작업) 시에도 반드시 안경이 필요하다.

(ex 고도근시안은 아침부터 밤까지(잠들기 직전까지) 계속 안경착용이 필요하다. 화장실에서 거울을 볼 때도 안경을 써야한다. 안경 없이 스스로 본인의 발톱을 깎기가 어렵다)

***빠른 속도로 근시도수 변화가 진행되는 청소년 시기에 근시 진행을 억제 및 관리하는 것이 매우 중요하다. 어른이 되었을때(근시도 변화가 멈추었을 때) 최종 도수가 −6 D 이상의 고도근시라면 삶의 질이 떨어지고 안질환의 위험도(망막박리, 녹내장, 비문증 등)가 증가되기 때문이다.**

5) 근시 교정의 조언

일반적인 경우에는 저교정이 원칙이다. 최대시력으로 교정되는 렌즈 중 가장 약한 마이너스 렌즈 도수를 선택한다. 과교정은 조절을 자극하여 안정피로를 유발 시킬 수 있기 때문이다. 다만, 최근에 해외학회 발표를 보면 어린이 근시처방에 대해서 완전교정법이 추천되고 있다. 어린이의 근시 저교정법은 근시진행을 가속화한다고 주장하고 있다. 그리고 고도 근시안의 경우, 근업시간이 길다면 근업용 안경(작업거리 최적화 안경: 작업거리에 맞춰서 도수와 P.D.를 조정한 교정안경)을 따로 처방받아서 쓰는 것이 좋다.

*근시안 교정 tip

성인이 된 이후 굴절검사에서 특별히 도수를 높일 이유가 없다면 안경도수를 높이지 않는다. 단안이 근시일 경우에도 약시를 예방하는 목적으로 가능한 교정안경을 상시 착용한다. 과교정된 안경을 처방 받아쓰게 되면 과도한 조절이 발생되어 두통, 안통, 안정피로를 느끼게 된다.

3. 원시안

나안시력이 우수하지만 눈의 피로가 많은 눈
시력저하 증상이 없어 본인이 원시인 줄 모르는 경우가 많음

출생 시 인간은 보통 2.5~3.0 D 정도의 원시상태이다. 성장하면서 안축장의 길이도 자라게 되어 원시량이 감소하지만, 그 중 일부 사람은 일생 동안 원시상태로 지내기도 한다. 1.0 이상의 좋은 시력을 가지고 있어서 안경을 착용하지 않는 성인도 사실 알고 보면 원시안인 경우가 많다. 인간의 눈은 망막 뒤에 맺힌 상 초점을 앞쪽으로 당겨서 이동시킬 수 있는 능력이 있다. 이를 조절작용이라 하고 상 초점을 중심오목으로 이동시켜 준다. 그래서 원시안의 대부분은 시력저하를 느끼지 못하고 본인이 원시라는 사실을 모르고 산다. 원시안은 원거리를 주시할 때도 조절을 하고 중간거리, 근거리를 주시할 때는 더 많은 조절을 하기 때문에(정시안, 근시안 경우보다 더 많은 조절을 함) 눈이 쉽게 지치고 충혈되는 경우가 많다. 하지만 안경 없이 시력이 잘 나오기 때문에 안경원이나 안과에 방문하여 검사를 받는 경우가 드물고 맨눈 시력이 좋다는 이유로 안경을 착용하는 것에 대한 거부감이 크다. 그래서 현실적으로 굴절검사를 시행하기 전에 원시를 발견하기 어렵고 운무법을 활용하여 차분하게 검사를 시행하지 않으면 원시를 놓치는 경우가 종종 발생한다.

1) 원시의 종류

(1) 기원에 따른 원시의 분류

① 축성원시(axial hyperopia)

원시의 대부분을 차지한다.

안축장이 정시안보다 짧아서 발생한다(안축장이 24 mm 보다 짧은 경우임).

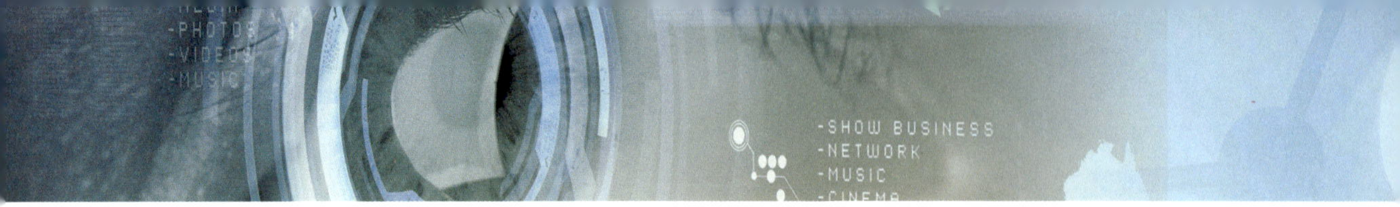

각막, 수정체의 굴절성 문제는 없다.

병리적으로 안축장이 짧아지는 경우는 다음과 같다.

- 신체의 노화(aging) 현상에 따른 눈의 노쇠
- 공막염
- 중심성맥락막염
- 망막이 부풀어 오를 때
- 망막 아래에 종양이 있을 때
- 눈 뒤에 종양이 생겨 눈을 압박할 때

그리고 선천성으로 안축장의 길이가 짧은 소안구증(microphthalmos)에서 원시가 많이 나타난다.

② 굴절성 원시(refractive hyperopia)

안축장의 길이는 정상(24 mm)이지만 총 굴절력이 비교적 작기 때문에 원시가 되는 경우이다. 각막, 수정체의 굴절력이 정상안보다 약한 경우이다. 후천성 염증으로 인해 발생하는 편평각막, 무수정체증, 수정체 탈구 때 나타난다.

그 외 노안이 진행되면 생리적으로 노인성 원시가 발생한다.

* 굴절면의 만곡(곡률)도 감소에 의한 발생

- 선천적으로 각막 곡률반경이 큰 경우
- 후천적으로 각막 실질염 후 반흔성 변화, 익상편 등에 의해서 각막이 평평해지는 경우
- 수정체 전후면의 만곡도 감소에 의해 발생

* 굴절면의 이동 혹은 제거에 의한 발생

- 수정체가 탈구되어 후방으로 이동된 경우

- 눈의 수정체가 정상보다 뒤로 이동되었을 때(원시화)
- 백내장 수술 후 수정체가 제거된 경우= 무(無)수정체안은 강도의 원시가 됨

(2) 조절에 따른 원시의 분류

① 총원시, 전체 원시(total hyperopia)

조절이 휴지되었을 때(조절마비제 점안) 최대시력이 나오는 가장 강한 +렌즈 도수 값을 말한다.

② 현성원시(manifest hyperopia)

조절마비제를 사용하지 않고 능동적으로 조절하여 최대시력이 나올 수 있는 가장 강한 +렌즈 도수 값을 말한다

③ 잠복원시(latent hyperopia)

조절마비제를 사용하지 않았을 때 먼 곳을 선명하게 보기 위한 조절량으로 표현되는 원시임. 총원시와 현성원시 값의 차이를 의미한다.

ex 조절마비하 굴절처방이 +4.00 D이고 현성굴절검사시 +3.00 D일 때, 잠복원시 값은 +1.00 D가 된다.

2) 원시의 다양한 원인들

선천적으로 안축장의 길이가 24 mm보다 짧거나 굴절매체의 굴절력이 작은 경우, 굴절매체의 만곡도가 작아지는 경우, 수정체가 뒤쪽으로 편위되는 경우

3) 원시의 증상

*자각적 증상: 약도의 원시에서는 시력장애가 있을 수도 있고 없을 수도 있다.

과도한 조절로 두통 및 안통, 결막충혈 증상을 동반하기도 한다.

내사위(esophoria) 또는 내사시(esotropia)가 동반되기도 한다.

조절과다로 안정피로를 느낄 수 있고 독서를 꺼리게 된다.

강도 원시에서는 소안구(microphthalmos), 녹내장(glaucoma) 합병 가능성이 있다.

*타각적 증상: 안구 자체가 작다. 각막이 작아 보이고 눈이 움푹 들어가 보인다. 가성시신경염이 보인다. 고도 원시안에서는 여러 가지 선천이상을 동반하고 홍채, 맥락막, 섬모체의 부분 결손 등이 있고 소안구, 소안검, 소각막 등이 나타난다.

*가성근시의 발생: 과도한 조절로 인하여 섬모체근이 경직됨, 조절경련을 일으키고 간헐적으로 흐리게 보인다.

4) 원시의 광학적 이해

절대원시(원시량의 정도가 큰 경우)인 경우는 가까이에 있는 사물이 흐려 보이고 심한 경우에는 멀리있는 사물도 잘 안보이는 증상이 있기는 한데 중등도 이상의 원시가 아니라면 대개는 본인이 원시가 있다는 것을 모르고 생활한다.

눈의 총 굴절력이 정상보다 낮은 눈(59 D 미만)이다. 볼록렌즈(converging lenses, 빛을 수렴시키는 효과를 줌) (+)도수 장입이 필요한 눈이다.

원시안은 상 초점이 망막 뒤에 위치하고 있다

- 망막 뒤에 초점 상이 집약적으로 맺히고 중심오목에는 흐릿한 상이 결상되는데 조절력이 충분하다면 순식간에 초점 상을 중심오목으로 이동시킨다.
- 교정에는 (+)도수의 안경렌즈가 필요하다
- 원시안 환자는 눈 내부 근육의 힘(조절력)에 따라서 시력장애가 없을 수 있다.
- +1.50 D 이상의 원시안을 교정하지 않고 방치하면 약시 우려가 있다(원시는 작은 굴절이상으로도 약시가 된다).
- 본인 스스로 시력저하를 못 느끼는 경우가 많기 때문에 정시안으로 착각하기 쉽다.

◆ 40대 이상의 원시 : 젊었을 때는 조절로써 보정 가능했던 원시안의 눈이 노화되면서 조절력 감소로 원시량을 상쇄하지 못한다. 잠복원시가 45세 이후 절대원시로 변화한다.

굴스트란드의 광학이론으로 설명하면, 원시안은 눈의 총 굴절력이 59 디옵터보다 작은 눈으로 정시안보다 굴절력이 낮다. 교정도수로는 볼록렌즈(Converging lenses, 빛을 수렴시키는 효과를 줌)가 필요하고 원시안의 총 디옵터와 안경렌즈의 교정도수를 합쳐서 약 59 D의 정시안으로 만들어야 한다.

ex 눈의 도수 56 D + 안경의 디옵터 +3 D = 59 D(정시안이 됨)

**원시안은 본인이 가지고 있는 조절력 힘의 여분에 따라 시력장애가 없는 경우가 많다. 대부분 원시안은 시력이 1.0 이상으로 좋기 때문에 눈 검사에 소홀하고 검사를 받지 않아서 원시안이라고 자각하지 못한다. 원시가 방치되면 눈의 충혈, 안정피로가 유발되며 심하면 약시로 이행되기 때문에 적절한 검사를 정기적으로 받아야 한다.

우리 눈은 섬모체 근육의 조절작용으로 눈의 도수를 높이는 것이 가능하다. 수정체를 볼록하게 만드는 조절로 인해 원시안의 맨눈 시력은 좋은 편이다. 원시안은 시력교정도구 없이 시력이 좋지만 부족한 디옵터를 높이기 위해 항상 “조절”을 하며 시생활을 하기 때문에 쉽게 눈의 피로를 느끼고 눈의 근지구력이 떨어진다. 이는 집중력 저하에도 영향을 미친다.

5) 원시와 노안

45세 전후가 되면 가까운 물체가 잘 안보이기 시작하는 노안이 나타난다. 원시가 있으면 노안이 상대적으로 더 젊은 나이에 발생하기 시작한다. 원시안은 안구의 총 굴절력이 정시안 기준보다 낮다. 그래서 원시를 가지고 있는 눈은 조절력이 좋은 시절에는

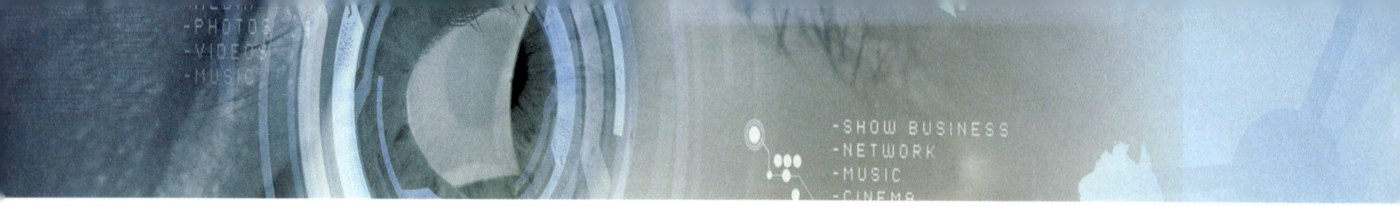

(젊었을 때) 불편함이 없지만 나이가 들어 조절력이 떨어지게 되면 정시안, 근시안보다 노안 증상을 더 빨리 경험하게 된다. 젊어서 눈이 좋았는데 나이들면서 눈이 나빠졌다고 하는 말은 이를 두고 하는 말이다.

6) 원시 교정의 조언

일반적인 경우에는 최대시력으로 교정되는 렌즈 중 가장 강한 플러스 렌즈로 교정한다. 시력이 좋지 않은 자에게는 현성원시만을 처방하고 안정피로가 심한자에게는 총원시량을 교정해준다.

내사시가 있을 때는 총원시를 교정하는 것이 원칙이나 최근에는 일부 도수만을 교정하기도 한다. 원시안경이 과교정되면 사물이 흐려 보이고 벽이나 방바닥이 푹 꺼진 것같이 느껴진다고 호소한다. 약도의 원시안의 경우는 안정피로가 심하므로 반드시 안경을 처방한다. 원시는 안정피로가 생기지 않도록 항상 원시 교정안경을 착용해야 하고 특히 근업 시에는 반드시 원시안경을 착용해야 한다. 원시안이 근업 시, 정시안과 근시안보다 더 많은 조절력이 요구되어 피로감이 크다.

4. 난시안

초점이 비점결상하여 상이 번지거나 퍼져 보여서 집중력이 저하되는 눈

난시의 학명은 Astigmatism(비점수차, 非點收差)으로 외계의 물점에서 나온 평행광선이 안광학계에 의해 굴절된 후 안구 내에서 점결상을 하지 못하고 전초선, 최소착란원, 후초선으로 결상되는 굴절이상 상태를 말한다.

눈의 굴절면이 구면을 이루지 못하고 경선에 따라 굴절력 차이가 있는 상태로 강주경선(the meridian of greatest power)을 지나간 광선은 전초선(anterior focal line)을

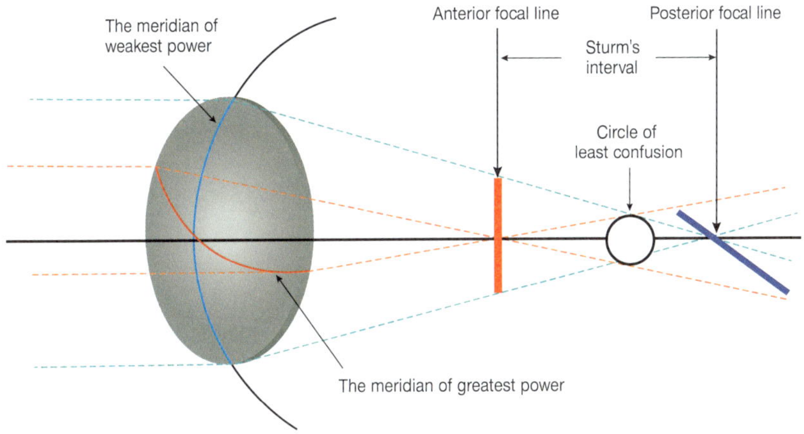

맺고 약주경선(the meridian of weakest power)을 통과한 광선은 후초선(posterior focal line)을 형성한다. 전초선과 후초선의 간격을 스텀의 간격(=난시량)이라 하고 양초선의 조화평균 위치에 최소착란원(circle of least confusion) 상이 있다. 스텀의 간격을 좁혀서 최소착락원의 위치가 망막의 중심오목 위에 위치하면 선명한 상을 볼 수 있게 된다. 스텀의 간격이 길어지면 최소착란원은 커지고 흐린 상을 맺는다.

안광학계에서 난시를 이루는 부분은 렌즈계를 이루는 주요소인 각막과 수정체이다.

1) 난시의 종류

① **정난시:** 평행광선이 한점으로 초점을 이루지 못하고 두 초선으로 결상하는 것.

각막이 구면을 이루지 못할 때 난시가 된다. 일반적으로 정시안에서도 약 0.75 D 정도의 약한 생리적 난시가 젊은 층에서 나타난다.

② **부정난시:** 모든 방향(경선)의 굴절력이 각각 다른 도수를 갖는 경우로 토릭안경으로 교정이 안되고 RGP 렌즈로 교정이 가능하다.

*전체난시= 각막난시+잔여난시

2) 주경선의 방향에 의한 분류

① **직난시(direct astigmatism):** 수직방향(90도)에 강주경선이 있다(75~105도).

② **도난시(indirect astigmatism):** 수평방향(180도)에 강주경선이 있다(15~165도).

③ **사난시(oblique astigmatism):** 사(斜)방향에 강주경선이 있다.

3) 난시의 다양한 원인들

난시의 원인은 정확하게 밝혀지지 않았지만 대개는 유전성이다. 안구표면이 고르지 못하여 초점 결상을 못할 때 발생한다. 최근 연구에서는 근시발생과 수반되는 경우가 많고 미교정 난시는 근시도수를 증가시킨다고 보고되고 있다.

안검하수, 부안검, 선립종, 안와 종양 등과 같이 눈꺼풀이 각막을 누르는 질환이 있을 때 난시가 생기고 속눈썹이 안구에 닿을 때도 난시가 발생할 수 있다. 익상편과 같은 안구 질환이 있거나 안과 수술을 받은 후에 난시가 생기기도 한다. 또 각막에 상흔이 발생하여 각막반흔의 경우, 원추각막, 초기 백내장의 경우에도 난시가 발생한다.

젊은층은 직난시(direct astigmatism)가 많고 나이가 들면서 도난시(indirect astigmatism)가 많아진다.

4) 난시의 증상

*자각적 증상: 조절성 안정피로로 인해 눈이 쉽게 피로해진다. 약도의 난시안은 전, 후초선이 망막 근처에 있기 때문에 잘 보려고(선명한 상을 맺기 위한 노력) 조절을 발생시킨다. 난시안은 시력이 좋으나 조절성 피로로 인한 두통과 안정피로를 겪는다. **경도의 난시가 강도의 난시보다 안정피로 호소가 심하다.**

눈을 가늘게 떠서 사물을 보려고 한다. 미교정 난시는 조절긴장을 일으키고 근시를 유발한다.

성장기 청소년의 경우, 망막에 선명한 상이 맺히지 않으면 정상적인 시발달이 이뤄지지 않고 근시 또는 약시가 발생한다.

해외학계의 발표를 보면 난시 도수가 증가할수록 근시 도수도 증가하는 것으로 보고되고 있다

5) 난시의 광학적 이해

난시는 모든 방향의 굴절력이 균일하지 않아서 발생하는 것으로 근시, 원시와는 달리 외부에서 입사되는 평행광선이 하나의 초점으로 결상되지 않고 두 개 or 그 이상의 초점으로 맺힌다.

- 안구 내로 들어오는 광선이 하나의 선(초선, focal line)과 또 하나의 선(초선)으로 나뉘어 상이 맺힌다.
- 시력저하가 우려되고, 각각의 초선을 망막 위로 이동시켜 줄 수 있는 토릭안경렌즈(난시교정 렌즈)가 필요하다
- 원거리 or 근거리 등 거리와는 관계없이 사물이 흐리고 번져보인다.
- 난시안의 눈은 선명한 상을 얻기 위한 노력의 일환으로 눈 내부의 근육 떨림이 지속적으로 발생되어 내안근의 피로가 유발된다.
- 1.50 D 이상의 난시를 교정하지 않고 방치하게 되면 약시 유발 가능(근시에 비해 상대적으로 작은 도수량으로도 약시가 된다).

난시안은 눈의 각 경선 방향마다 굴절력이 다르다. 그래서 각 방향마다 다른 굴절력을 지닌 토릭렌즈로 교정해야한다.

아래는 난시안의 예와 교정원리에 대한 내용이다.

ex 눈의 수직 디옵터가 63D

눈의 수평 디옵터가 62D

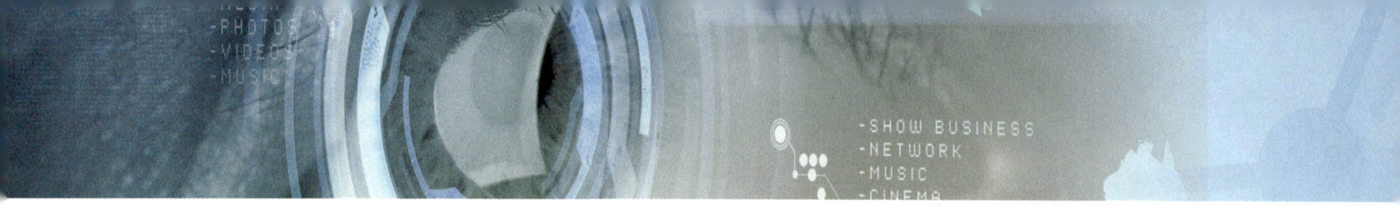

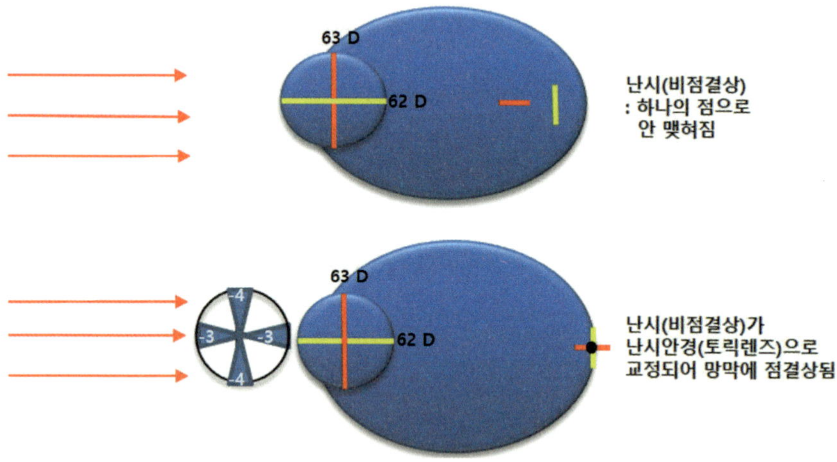

*수직 방향에는 −4 D로, 수평 방향에는 −3 D의 교정렌즈로 교정하여 안구전체의 굴절력을 59 D(정시)로 만든다.

*난시안은 원시안과 마찬가지로 과도한 조절이 발생될 수 있는 눈으로 안정피로가 우려되는 눈이다. 가능하면 적절한 검사로 안경 처방을 받아야 한다.

5) 난시 교정의 조언

조절성 안정피로를 최소화하기 위해서 항상 안경착용을 권장한다. 미교정된 난시안은 선명한 상을 맺으려고 초선을 움직이는 과정에서 조절이 발생된다.

한쪽 눈만 난시인 경우에는 약시 예방을 위해서 반드시 교정해야 한다.

난시도수가 과교정되면 물체가 구부러져 보이거나 방바닥이 기울어져 보이는 위화감이 나타나서 적응하는데 어려움을 겪을 수 있다.

5. 굴절이상의 예방 수칙

굴절이상 예방에 있어서 주요한 수칙을 다섯 가지로 정리해 보았다. 첫 번째로, 균형있는 식습관으로 충분한 영양공급과 눈의 적당한 휴식(근업 또는 정밀작업을 하면 매시간마다 5~10분 휴식)이 중요하다. 두 번째로는, 햇빛의 근시 예방 효과에 대해서 주목할 필요가 있다. 근시는 안구길이가 정상보다 길어지면서 진행되는데 야외에서 햇빛을 보는 것으로 비타민D 합성이 촉진되어 안구길이의 성장을 막을 수 있다고 한다. 또한 햇빛을 받으면 대뇌의 도파민 분비가 촉진되어 안구의 길이가 길어지는 것을 예방한다. 그래서 햇빛이 쨍쨍한 날에 야외활동을 1시간 이상 하는 것이 근시예방을 위해 권장된다. 세 번째로, 실내에서 활동은 적절한 조명(실내:200~500 lux)의 밝기를 유지하고 TV시청 시 적당한 거리(2~3 m 이상)를 두어야 한다. 네 번째로, PC나 모니터를 보는 작업을 할 시에는 바른 자세를 유지하고 장시간 보지 않는 것이 좋은데 장시간 근업 시에는 눈 스트레칭 운동을 시행하여 긴장된 근육을 풀어주는 것이다. 마지막으로 어린이는 6개월에 1번, 어른은 1년에 1번 이상 시력검사를 받아서 지속적으로 굴절이상을 관찰하는 것이 중요하다.

6. 굴절이상안의 특징 비교

	근시(myopia)	원시(hyperopia)	난시(astigmatism)
눈의 길이(안축장)	길다	짧다	관계없음
각막의 만곡도	크다	작다	각 경선마다 다름
각막의 구면 상태	구형	구형	타원형
수정체의 위치	전방 편위	후방 편위	수정체의 변형
수정체의 만곡도	크다	작다	각 경선마다 다름
굴절매체의 굴절률	크다	작다	관계없음
과도한 근업	근시 유발	가성근시 유발	관계없음

단순 근시

단순 근시(Simple Myopia) = 후천성 근시 = 학교 근시

- 학교 근시라고도 함
- 만 7세 정도에서 시작하여 **20세쯤에 정지**됨
- 장기간의 근업으로 발생하므로 조절지속과 밀접한 관계
- 근시에 관한 유력한 학설 **"Defocus Theory"**
- 취학기 때 환경, 채광, 자세, 미시적인 작업 등이 근시의 발생 및 진행을 촉진
- **경도나 중등도** 근시 도수가 많음

진행성 근시

진행성 근시 = 악성 근시 = 선천성 근시

- 단순 근시보다 **조기**(유년기:만 6 ~10세)에 또는 **선천적**으로 발생
- 부모 유전 가능성
- 근시도가 빠르게 진행 ⇒ 강도근시로 진행

- **악성 근시의 증상**
  - 이측 코누스(원추형으로…), 망막, 맥락막 얇아지고 위축
  - 공막 확장, 유리체 변화
  - 안구 돌출, 동공산대가 보이고, 전방이 깊어지며 외사시와 같은 외관 합병증이 발생함
  - 녹내장, 백내장, 망막박리와 합병

축성 근시

- 정상인의 안축장 길이는 평균 24 mm
- 축성 근시는 정상인의 안축장 길이보다 **비교적 김**
- 강도근시인 경우가 많음
- **안축장이 1 mm 길어지면 약 3 D 근시**

굴절성 근시

- 안축장은 정상이지만 **눈 내부 매체의 굴절력**이 커서 생기는 근시

만곡도 근시: 각막, 수정체의 만곡도가 커서 생기는 근시 굴절성 근시: 수정체 등의 굴절력이 증가되어 생기는 근시

- 각막성 근시
  - 정상 각막의 굴절력은 약 **42~43 D의 사이**에 있는데, 각막의 굴절력이 강한 것
  - 곡률반경이 작은 경우(ex 원추각막)
- 수정체성 근시
  - 수정체가 동공 또는 전방으로 탈구되었을 때(수정체 탈구) 위치성 근시
  - 수정체의 굴절률이 증가 되었을 때
  - 백내장 초기에 수정체 핵이 경화되어 굴절력이 높아졌을 때
  - 섬모체가 비대 또는 종창되어 수정체가 팽융(膨融)되었을 때

기타

- 가성근시(위근시=pseudomyopia)
  - 원시안이 교정되지 않은 상태에서 과도한 근업을 했을 때 ⇒ 조절경련 발생(섬모체근의 과도한

긴장 상태) ⇒ 수정체의 굴절력 증가로 근시가 됨

- 근시가 아니고 원시이거나 정시인데 과도한 조절로 인해 일시적으로 근시가 된 상태
- 10세 이전에 10% 미만으로 발병함

• 가성근시의 증상
  - 며칠 전까지도 잘 보이다가 갑자기 안 보인다고 호소할 때 가성근시를 의심
  - 동공의 축소 상태
  - 조절력이 평균보다 떨어질 때
• 진성근시와 가성근시 구별법 : 조절마비 굴절 검사
  - 조절마비제 투여: Atropine, Cyclogyl, Mydriacyl, Homatropine 등과 같은 섬모체근의 긴장을 풀어주는 안약 점안

가성 근시 ⇒ 굴절 상태 변화 진성 근시 ⇒ 굴절 상태 변화 없음

원시의 발생 원인에 따른 분류

• 전원시량(총원시량)
  - 원시 피검사자에게 조절마비제를 가하여 생리적 긴장성 및 기능성 조절을 완전히 배제한 상태에서 측정한 순수한 원시값
  - "조절마비하 원용검사"의 처방값

• 현성원시
  - 조금이라도 조절력이 개입된 일반적 원용안경검사에서 양호한 원거리시력이 나오는 처방 값("운무법"에 의한 측정값)
  - 최상의 현성원시량은 생리적 긴장조절성만 개입된 상태의 원시교정값

- **잠복원시**
  - 조절마비하 검사 값과 현성굴절검사 값의 차이
  - 전원시량에서 현성원시값을 뺀 값

난시의 분류

- Franciscus Cornelius Donders(1818-1889)

- 난시
  - 정난시
    - 강주경선의 방향에 의한 분류
      - 직난시
      - 도난시
      - 사난시
    - 주경선의 굴절상태에 의한 분류
      - 단성난시
        - 단성 근시성 난시
        - 단성 원시성 난시
      - 복성난시
        - 복성 근시성 난시
        - 복성 원시성 난시
      - 혼합난시
  - 부정난시

- **정난시(regular astigmatism)**
  - 각막의 표면이 토릭면 처럼 되어 있음
  - 강주경선과 약주경선이 서로 직교
  - 토릭렌즈로 교정 가능

- **부정난시(irregular astigmatism)**
  - 규칙성이 없는 난시, 축과 관계없이 생긴 난시
  - 원인: 각막 반흔, 원추 각막, 백내장, 원추수정체 때 발견

국가고시 대비 예상문제

01. 인간의 눈을 광학적 데이터로 수치화하고 안광학의 영역을 개척하여 옵토메트리 학문분야에서 선구자 역할을 한 사람은?

(　　　　　　　　　　　　　　　　　　　　　)

02. 원점거리가 눈앞 33 cm인 눈은 얼마큼의 교정도수가 필요한가? (광학적으로만 고려했을 때)

① −3 Diopter 교정필요　　② −2 Diopter 교정필요
③ −1 Diopter 교정필요　　④ −0 Diopter 교정필요

03. 눈에 대한 해부생리학적인 설명으로 옳지 않은 것은?

① 인간의 눈이 인지하는 파장 영역대는 380~780 nm이다.
② 청색광은 인간의 눈으로 감지할 수 없다.
③ 중막은 홍채, 섬모체, 맥락막으로 이루어져 있다.
④ 망막은 내막이라고 하며 신경막이라고 불리운다.

04. 근시의 발생 요인으로 짝지어진 것은?

가. 부모님이 고도 근시안인 경우	나. 지속적인 근업작업
다. 조명과 채광이 좋지 않은 환경	라. 불균형한 영양섭취

① 가, 나, 다　　② 가, 다
③ 가, 나, 다, 라　　④ 라

05. 시각전달 경로로 맞는 것은?

① 망막→시신경교차부→시신경→시삭→시방선→외측슬상체→대뇌후두엽
② 망막→시신경교차부→시신경→시방선→시삭→외측슬상체→대뇌후두엽
③ 망막→시신경→시신경교차부→시삭→외측슬상체→시방선→대뇌후두엽
④ 대뇌후두엽→시신경교차부→시신경→시삭→시방선→외측슬상체→망막

06. 근시의 일반적인 증상으로 틀린 것은?

① 눈을 찡그리며 사물을 본다.
② 눈의 피곤함, 안정피로가 심하다.
③ 가까운 거리에서 TV를 시청하고자 한다.
④ 원거리가 잘 안보인다.

07. 원시안에 대한 설명 중 틀린 것은?

① 젊을 때는 섬모체근의 힘이 충분해서 시력에 문제는 없다.
② 근시,정시안에 비해서 노안이 빨리 찾아오는 경향이 있다.
③ 먼곳을 볼 때는 조절을 하지만 가까운 곳을 볼 때는 조절작용을 하지 않는다.
④ 원시안은 안경교정이 필요한 눈이다.

08. 원시안 교정에 대해 틀린 것은?

① 굴절력이 정상 기준보다 작다.
② 원점이 눈뒤에 위치하고 있다.
③ 원점을 이동시켜주기 위해 볼록렌즈 교정이 필요하다.
④ 원시안의 대다수가 교정안경을 착용하고 있다.

09. 강한 도수의 원시안에게 발병될 확률이 높은 안질환은?

① 망막병증 ② 백내장 ③ 외사시 ④ 내사시

10. 원시의 발생과 관련성이 있는 원인으로 짝지어진 것은?

가. 각막곡률 반경이 큼	나. 수정체의 후방편위
다. 지속적인 조절작용	라. 무수정체안

① 가, 나, 다 ② 가, 다 ③ 가, 나, 라 ④ 라

11. 운무법에 대해 간략히 서술하시오.

( )

12. 원점이 눈 뒤 50 cm에 있는 눈인 경우, 얼마큼의 교정도수가 필요한가? (광학적으로만 고려했을 때)

① +3 Diopter 교정필요 ② −2 Diopter 교정필요
③ +2 Diopter 교정필요 ④ 0 Diopter 교정필요

13. 난시안의 원인으로 옳게 짝지어진 것은?

가. 각막경선의 굴절력차이	나. 수정체의 전방편위
다. 안구피로	라. 안구표면의 요철

① 가, 나, 다 ② 가, 라 ③ 가, 나, 라 ④ 라

14. 토릭 안경렌즈에 대해 간략히 서술하시오.

( )

15. 원점이 눈 앞 100 cm인 눈은 얼마큼 교정도수가 필요한가? (광학적으로만 고려했을 때)

① +3 Diopter 교정필요 ② −2 Diopter 교정필요
③ −1 Diopter 교정필요 ④ 답 없음

16. 노안에 대한 설명으로 틀린 것은?

① 가까운 곳을 주시하는데 불편함이 생긴다.
② 항상 (+)굴절력의 안경도수가 필요한 눈이다.
③ 섬모체 근육의 수축력 저하로 인해 발생한다.
④ 교정을 하지 않으면 안정피로가 발생한다.

17. 노안에 대한 설명 중 틀린 것은?

① 나이가 듦에 따라 근거리 시력에 문제가 생긴다.
② 젊었을 때 약도의 근시안이라면, 노안이 늦게 찾아오거나 불편함을 못 느낄 수도 있다.
③ 최근에는 누진다초점 안경 뿐만 아니라 다초점 콘택트렌즈로도 교정이 가능하다.
④ 원거리 안경교정이 필요한 눈이다.

18. 난시안에 대한 설명으로 틀린 것은?

① 각 방향마다 굴절력의 차이를 보인다.
② 미교정 난시는 안구피로(조절성피로)가 유발된다.
③ 안구증상이 없는 경우에는 생리적인 난시량은 교정하지 않는다.
④ 난시로 인해 원시가 유발될 수 있다.

19. 난시안의 대표적인 증상과 거리가 먼 것은?

① 시력장애 ② 안구피로
③ 안통, 두통 ④ 안구건조증

20. 다음 〈보기〉의 처방전을 보고 어떠한 눈인지 광학적으로 설명하시오.

〈보기〉	OD: S−2.00 C−1.50 ax 170	Add: +1.50
	OS : S−2.00 C−1.25 ax 175	Add: +1.50

( )

21. 진행성 근시에 대한 설명으로 올바른 것은?

① 진행성 근시는 경도근시에 머무는 경우가 많다.
② 진행성 근시는 가성근시와 관련이 깊다.
③ 조절을 억제하고 안축장을 관리하려는 다양한 시도가 제안된다.
④ 보통 20세 정도가 되면 근시진행이 멈춘다.

22. 다음 상황 중 약시가 우려되는 경우를 찾으세요.

① 근시를 저교정 한다.
② 약도의 미교정 난시안을 방치한다.
③ −2.5 D 근시안 환자를 교정하지 않고 방치한다.
④ −3.5 D 근시안 환자를 교정하지 않고 방치한다.

23. 다음 상황 중 근시의 타각적 증상과 관련되는 증상을 고르세요.

가. 안구 돌출	나. 맥락막 위축
다. 안구 위축	라. 내사위, 내사시 현상

① 가, 나　　② 가, 나, 다
③ 가, 나, 다, 라　　④ 라

24. 다음 중 원시가 유발되는 상황을 고르세요.

가. 수정체 탈구로 후방이동	나. 각막곡률이 작은 경우
다. 선천성 편평각막	라. 공막 확장

① 가, 나, 다　　② 가, 나
③ 가, 나, 다, 라　　④ 라

25. 굴절이상안 처방에 대한 설명으로 옳지 않은 것은?

① 근시안은 저교정을 원칙으로 한다.
② 원시안은 나안시력이 좋을 경우 반드시 처방을 하지 않아도 좋다.
③ 가성근시를 구분하기 위해서 조절마비제 굴절검사는 필수적이다.
④ 난시를 과교정되면 물체가 구부러져 보이는 위화감이 나타난다.

26. 굴절이상안에 대한 특징으로 대한 설명으로 틀린 것은?

① 불충분한 채광과 조도도 근시 유발의 요소이다.
② 진행성 근시는 부모유전 가능성이 크다.
③ 가성근시안은 동공이 산대되어 있다.
④ 부정난시는 각막반흔으로도 발생하기도 한다.

27. 노안에 대한 설명으로 올바르지 않은 것은?

① 근시안은 원시안보다 노안증상을 다소 빠르게 느끼기도 한다.
② 원시안은 근시안보다 상대적으로 더 젊은 나이에 노안을 경험한다.
③ −3.0 디옵터 이상의 근시라면 평생 노안 증상을 경험하지 못하는 경우도 있다.
④ 노안을 교정하지 않으면 안구피로도가 높아지고 두통이 발생하기도 한다.

28. 최근에는 근시진행을 억제하기 위한 다양한 방법이 시도되고 있다. 이에 대한 설명으로 틀린 것은?

① 각막 굴절 교정술 렌즈(orthokeratologic lens)는 각막의 형태를 변화시켜 교정하는 시술법이다.
② 저농도의 아트로핀 점안법은 근시진행 억제에 도움이 되지만 수명, 알러지와 같은 생리적 부작용도 다소 발생한다.
③ 근시진행 억제 안경렌즈는 비접촉식 방법이고 근시진행 억제 효과가 60%에 달한다.
④ 근시진행 억제 목적의 안경렌즈와 콘택트렌즈는 망막 주변부에 맺히는 초점을 원시성 흐림을 유도하여 안축장을 관리하는 방식이다.

29. 야간근시에 대한 내용을 서술하세요.

( )

30. 다음 〈보기〉는 우안의 조절마비하 굴절검사 결과값과 현성 굴절검사값이다. 잠복원시량은?

〈보기〉 CR: OD: S+3.00 C−0.50 ax 180
MR: OD: S+2.50 C−0.50 ax 180

( )

답안

1. 굴스트란드
2. ①
3. ②
4. ③
5. ③
6. ②
7. ③
8. ④
9. ④
10. ③
11. 검사시 조절이완을 하기 위한 목적으로 +도수의 렌즈를 덧대는 기술
12. ③
13. ②
14. 난시안을 교정할 수 있는 교정렌즈를 말한다
15. ③
16. ②
17. ④
18. ④
19. ④
20. 원거리 근시성 복난시안이면서 노안이 온 경우이다
21. ③
22. ④
23. ①
24. ①
25. ②
26. ③
27. ①
28. ④
29. 어두워지는 밤에 근시가 발생하는 것으로 구면수차와 색수차 등이 원인으로 언급된다
30. S+0.50 D

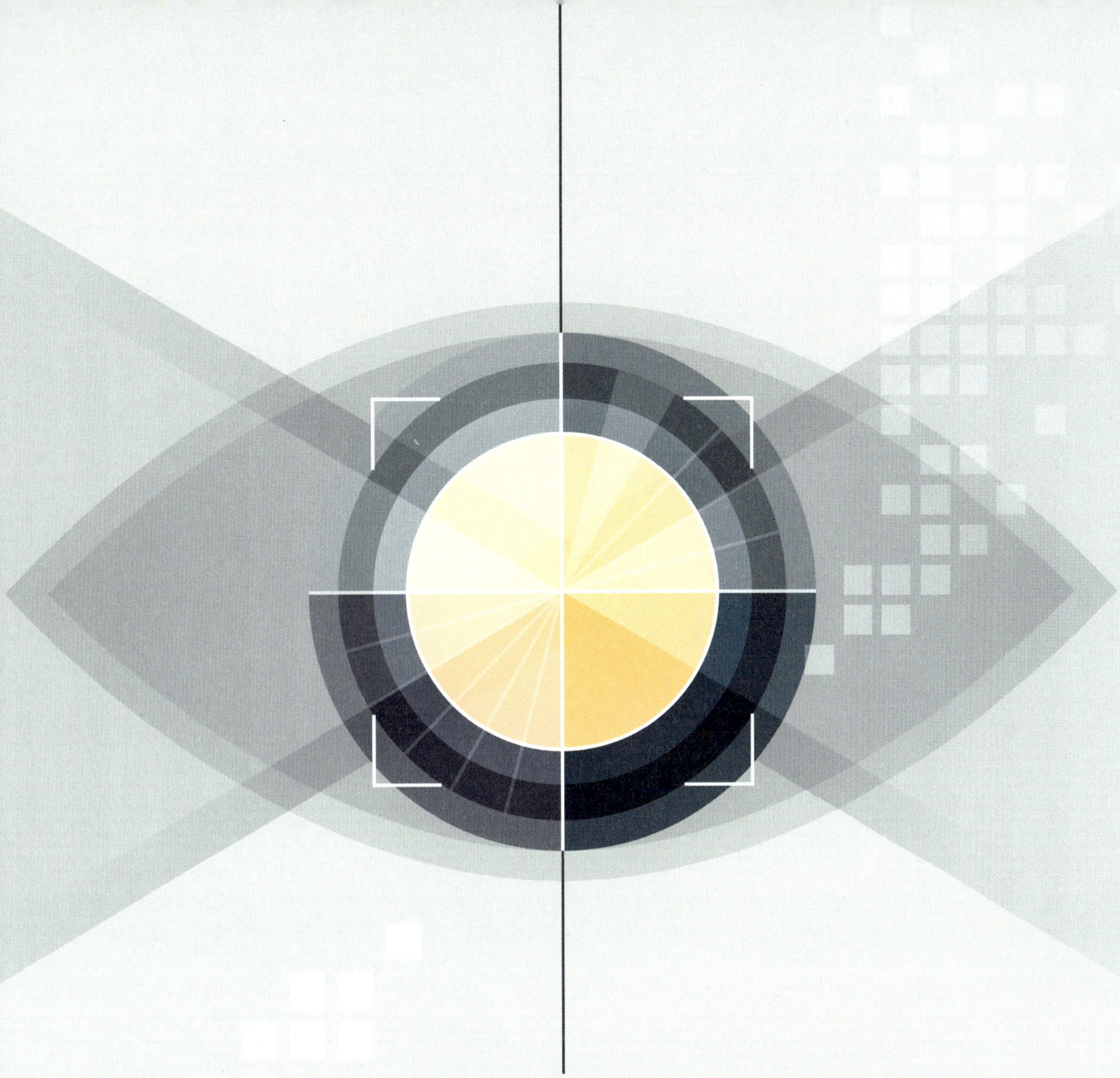

제2부

기초 시기능 검사 및 굴절검사

제 01장
시력

1. 시력(visual acuity)에 대한 이해

시력은 물체의 존재 및 형태를 인식하는 능력으로 눈의 가장 기본적인 기능을 말한다. 시력은 크게 가시력(visible), 분리력(seperable), 가독력(legible), 판별력(discriminable)의 4가지 요소로 분류된다. 가시력은 볼 수 있는 최소한의 물체 크기로 표현되는 시력을 말한다(예를 들면, 한 점을 인식하는 것). 분리력은 떨어져 있는 두 점이나 선을 두 개로 인식하는 능력으로 일반적으로 지칭하는 시력과 유사하며 망막에 맺히는 최소해상시각으로 최소시각의 역수로 표현된다(=분해능). 대표적인 측정방법은 란돌트고리이다. 가독력은 글자, 숫자 등을 인식하는 능력으로 지능이나 경험 등의 심리적 요인이 관여한다. 대표적인 가독력 측정방법으로는 흔히 접할 수 있는 여러 종류의 시력표(진용한 시력표, 한천석 시력표, ETDRS 시력표, 스넬렌 시력표 등)가 있다. 판별력은 둘 이상의 물체들을 배열해 놓고 일렬로 놓여 있는지를 판별하고 움직임의 여부를 파악하거나(움직임 시력) 기울임 정도를 아는 능력(기울임 시력)과 입체시력을 의미한다.

1) 시력의 종류

(1) 최소가시역(minimum visible)

최소가시역은 볼 수 있는 능력을 말하며, 볼 수 있는 최소한의 물체 크기, 최소광선량을 의미한다. 이것은 망막의 예민도와 관련있고 물체의 크기보다 광량과 배경(대비)이 중요한 역할을 한다(밤에만 별이 관찰되듯이).

ex 어둠속에서 볼 수 있는 최소한의 밝은 점, 백색 배경에서 볼 수 있는 최소한의 점을 보는 능력, 시야 검사

(2) 최소분리역(minimum seperable)

최소분리역은 떨어져 있는 두 점이나 선을 두 개로 인식할 수 있는 능력을 말한다. 이것은 눈의 분해능력 또는 해상력으로 일반적인 시력을 나타낸다.

ex 란돌트고리

(3) 최소가독역(minimum legible)

최소가독역은 글자, 숫자, 형태를 인식할 수 있는 능력을 말한다. 눈의 생리적기능 이외에 지적능력, 주의력, 경험 등이 관여한다.

ex 스넬렌 시력표, 한천석 시력표, 진용한 시력표, ETDRS 시력표

(4) 판별시력(minimum discriminable)

판별시력은 배열시력, 입체시, 움직임 능력, 그리고 기울임 능력으로 세분화할 수 있다.

- 배열시력 : 둘 또는 그 이상의 물체를 평면에 배열하여 그것이 일렬로 정렬되어 있는지 판별하는 능력이다.
- 입체시력: 물체의 원근감을 파악하는 능력이다.
- 움직임 능력 : 동체의 상호위치를 파악하는 능력이다.
- 기울임 시력 : 선이나 물체가 기울어져 있음을 파악하는 능력이다.

2) 시력의 용어(term)

(1) 나안시력(uncorrected distance visual acuity, UDVA): 눈의 질환 유무와 관계없이 안경, 콘택트렌즈를 쓰지 않은 상태에서 측정한 시력

(2) 교정시력(corrected distance visual acuity, CDVA): 굴절이상이 있는 사람이 안경이나 콘택트렌즈를 장용하고 측정한 시력

(3) 원거리시력(far vision): 흔히 말하는 일반적인 시력을 의미함.
5 m 이상의 먼 거리에 있는 물체나 시표를 보면서 측정한 시력, 외국에서는 일반적으로 6 m 용 스넬렌시력표 사용.

(4) 근거리시력(near vision): 30~40 cm 거리를 두고 측정한 시력

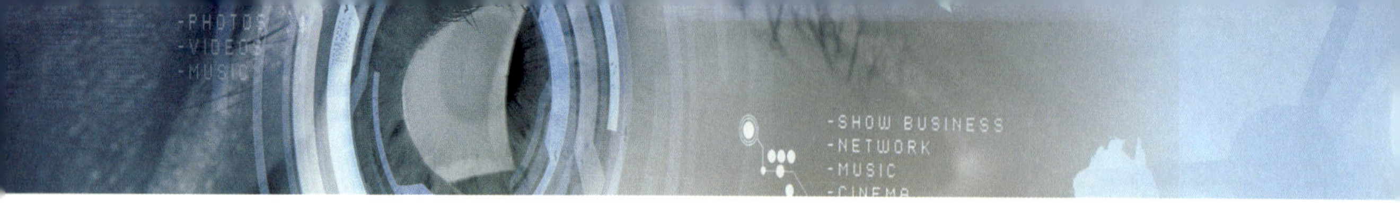

2. 시력저하 양상에 따른 분류

표준 기대시력인 1.0 (V.A.)에 도달하지 못할 경우에 시력저하의 양상에 따라 다음과 같은 안질환 문제를 예상해 볼 수 있다.

급격한 시력저하

원인 및 병소	시력저하의 원인
각막	*각막염, *각막화상, *각막외상, *각막부종
전안방	전방출혈
수정체	외상성 백내장, 수정체 탈구
유리체	유리체 출혈(외상, 망막열공, 당뇨병성 망막증)
망막, 맥락막	중심 동,정맥폐쇄, 망막박리, 중심성 망막염, 황반부 출혈
시신경	*급성시신경염, 허혈성 시신경염
기타	히스테리, *폐쇄각 녹내장, *중등도 건성안, *이물질

*충혈과 통증을 동반하는 안질환들

점진적인 시력저하

원인 및 병소	시력저하의 원인
굴절, 조절 문제	근시, 원시, 난시, 노안
각막	선천성 각막변성, 원추각막, 각막실질염
전안방	전방출혈
수정체	백내장(노인성, 속발성, 외상성, 스테로이드성)
유리체	비문증
망막, 맥락막	노인성 황반부 변성, 망막색소변성증, 당뇨병성 망막증
시신경	약시, 뇌하수체 종양
기타	개방각형 녹내장, 포도막염

3. 시력에 영향을 주는 요인들(안질환 이외의 문제)

1) 조명

시력검사 시 조명은 대수적으로 강해짐에 따라 밝기의 일정부분(0~100cd/㎡)까지는 시력이 급격히 상승하나 그 이상의 밝기가 되면 시력 상승은 완만해지고 오히려 시력의 저하(눈부심 영향)를 나타내기도 한다. 형광등은 형광 물질을 통해 빛을 내기 때문에 미세한 빛 떨림이 존재한다. 육안으로 보이지 않아도 동공은 확장과 수축을 반복하며 민감하게 반응한다. 그래서 형광등을 장시간 사용하면 눈에 피로감이 올 수 있다. 백열등은 조도가 높아서 오래 켜두면 안정피로가 발생한다. 그에 반해 LED 조명은 빛 떨림 현상이 거의 없고 자외선, 적외선이 나오지 않아서 눈 보호에 좋은 편이다.

2) 해부학적 한계

망막 광수용체 세포의 숫자, 분포도는 개인의 해상력에 영향을 미친다.

3) 대비감도(contrast sensitivity)

대비감도란 서로 다른 빛의 세기를 구별할 수 있는 능력으로 밝음과 어두움의 비율을 의미한다. 흰색 바탕의 판위에 검정색의 문자가 있다고 가정하였을 때 문자의 형태가 확연하게 구분되는 것을 대비감도 100% 상태라고 한다(보통 시력표를 제작할 때는 백색바탕에 80~100%의 대비를 갖는 시표를 만든다). 그런데 흰색의 바탕위에 흰색에 가까운 색상의 문자가 있다면 인식이 힘들고 대비감도 저하가 생긴다. 일상 시생활에서 우리가 마주하게 되는 사물, 물체들은 다양한 대비도를 이루고 있는데 대비감도가 저하될수록 사물을 인지하기 어렵고 시력은 저하된다. 대비감도가 저하되면 야간에 불편함이 생기는데 야간운전 시에 신호등을 구별하기 어렵고 차선을 인식하지 못하는 경우가 종종 발생한다.

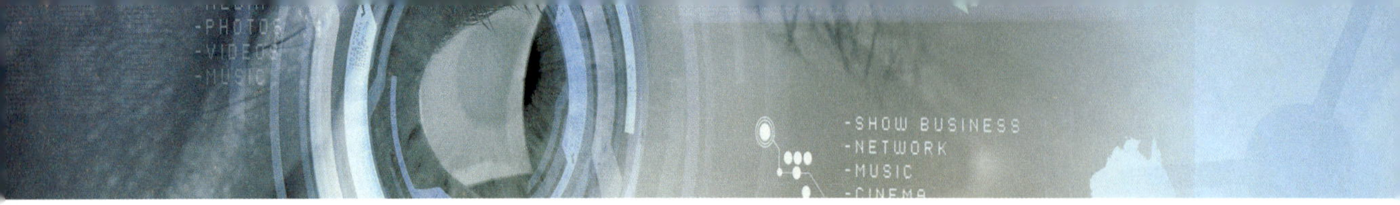

4) 망막의 흐린점 크기

흐린점이 작을수록 좋은 해상력을 의미하는데 동공크기가 최적의 상태(약 2 mm)이어야 시력이 좋다. 2 mm보다 작은 동공은 회절이 발생되고 6 mm 이상의 큰 동공은 구면수차 발생으로 시력이 저하된다.

5) 연령

생애주기 동안의 기대시력은 연령대마다 다르다.

6) 시간

검사시간에 따라 시력이 다르게 나타날 수 있다. 특히 약시안에서 반응이 느리다.

7) 상을 해석하는 능력 및 이해도

같은 물체를 보더라도 그 물체를 관찰한 경험이 많은 자가 시력이 우수하다.

ex 한글로 제작된 시력표 vs 외국어로 제작된 시력표를 주시할 때 모국어에 따른 시력의 차이 발생

8) 노화

안매체의 투명도 문제(수정체의 혼탁도, 유리체의 이물질), 조절의 저하, 안질환의 발생으로 광선의 분산, 시각 반응의 연장, 망막 변성 등

9) 광학적 수차

안경렌즈, 콘택트렌즈의 구면수차, 색수차의 문제

10) 물체의 움직임:

물체가 움직이면 가시력은 저하되지 않지만 가독력과 분리력은 저하된다.

11) 심리적 요인:

꾀병(malingering), 피로(fatigue), 판단력

제 02장

기초 시기능 검사

1. 문진(history taking)

문진과정에서 최대한 많고 자세한 정보들을 얻어야 환자의 건강 이상 유무와 함께 질환을 고려한 안경처방을 할 수 있고 검사의 효율을 높일 수 있다. 어디가 불편한지, 어떻게 변화되었으면 하는지, 무엇을 필요로 하는지 먼저 물어보고 기존의 안경을 쓰던 사람인지 아닌지를 확인해야 한다. 기존에 안경을 쓰던 사람이라면 반드시 착용하고 있는 안경의 도수를 확인하고 안경 사용 중 불편했던 점을 확인하는 것이 좋다. 문진을 잘 활용하면 더 편안하고 정확한 안경을 처방할 수 있고 라포(rapport) 형성에도 도움이 된다.

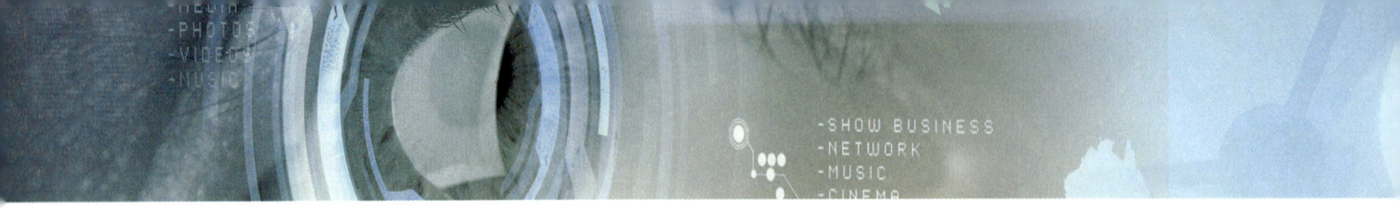

1) 문진 시에 확인해야 할 항목

(1) 건강력: 전신질환이 있는지 물어보고 건강상의 문제가 없는지 확인한다. 당뇨병(급성 당뇨가 근시화 or 원시화에 변화를 줄 수 있다고 알려져 있는데 주로 근시도수 변화에 영향을 준다. 다만 혈당이 조절되면 다시 원래 도수대로 돌아가는 경향을 띤다)이나 고혈압과 같은 문제가 있는지 확인한다. 이러한 혈관성 질병은 굴절상태에 영향을 미칠 수 있고 교정시력이 잘 안 나올 수 있어 검사자가 당황하게 된다.

(2) 현재 눈의 상태, 증상을 확인: 어떤 문제가 있는지? 오늘 방문 동기는? 처음으로 불편했던 시기는? 증상이 나타나는 빈도는? 처음으로 불편감을 느꼈던 시기는? 갑자기 시력이 나빠졌는지? 점진적으로 시력이 저하되었는지? 등을 확인한다.

일반적으로 다음과 같은 증상으로 의심할 수 있는 안질환을 정리해보았다.

- 눈부심 증상 → 안구건조증, 각결막염, 부정난시, 양안시이상
- 두통 → 녹내장, 양안시이상
- 달무리, 오심 증상 → 폐쇄각녹내장
- 비문증 → 망막박리, 유리체 출혈
- 단안복시 → 핵백내장
- 오후쯤에 흐려 보임 → 양안시이상, 낮은 원시
- 근거리 집중력 저하 → 양안시이상, 난시, 원시, 노안, 조절이상을 의심할 수 있다.

양안시이상과 관련 깊은 특정 증상들

① 안정피로와 두통(앞 머리 두통, 이마 부위)

② 간헐적 복시현상을 느낌

③ 일반적이지 않은 집중력 저하 현상

(20~30 분 정도의 짧은 근작업에도 집중이 안되고 복시 발생, 극심한 눈 피로 발생)

④ 타인의 차를 탑승했을 때 멀미와 오심 증상

⑤ 책을 읽을 때 같은 줄을 반복해서 읽거나 건너 뛰어 읽음

⑥ 독서 시 집중이 안되고 이해력 저하

⑦ 수업 중이나 운전 중에 졸음이 자주 오는 경우

⑧ 오후쯤 되면 시력의 쾌적도가 좋지 않음

(3) 약물: 현재 복용 중인 약물이 있는지 확인한다. 스테로이드나 호르몬계 약물은 눈의 굴절상태를 변화시킬 수 있다.

(4) 작업 습관: 타자, 컴퓨터, 악보 보기, 연단에서 강의하기 등의 일을 할 때 작업거리를 확인한다. 직업, 취미를 확인하여 평소에 시습관 및 작업거리를 확인한다.

(5) 눈의 과거력: 눈 수술 또는 눈의 질병 등은 굴절력을 크게 변화시킬 수 있고 교정시력이 잘 안 나올 수 있다.

(6) 안경 착용경험: 지금 사용하고 있는 안경에 어느 정도 적응하고 있는지, 그리고 현재 사용하고 있는 안경에 만족하고 있는지 확인한다.

2) 문진 시 갖춰야 할 태도

(1) 피검자에게 이전에 받았던 검사 결과값에 대해서 비판과 같은 언행을 해서는 안된다.

(2) 피검사자를 긴장시키는 고압적인 태도는 피한다.

(3) 신뢰 할 수 있는 태도를 취한다.

(4) 검사자는 검사 내내 항상 피검자를 관찰하고, 시진(視診)도 실시한다.

3) 안경에 대한 적응력이 떨어지는 유형 확인

(1) 고령자

(2) 성격이 예민한 사람

(3) 균형감각이 민감한 사람

(4) 생애 첫 안경을 착용하는 자

(5) 장기간 동안 콘택트렌즈만을 착용해왔던 자

2. 예비검사(preliminary test)

본 검사에 앞서 눈의 기본적인 상태를 체크하는 검사로 굴절검사를 하기전에 필요한 사전검사이다.

예비검사 항목은 다음과 같다.

1) 외안부 검사: 펜라이트를 사용하여 외관을 관찰하는 것으로 안검, 홍채, 결막, 공막, 각막, 안위 상태, 머리 기울임 등을 확인한다.

2) 나안시력 검사: 원거리, 근거리의 나안시력을 확인한다.

3) 핀홀시력 검사: 시력저하 원인이 굴절이상이면 핀홀을 통한 시력은 향상된다. 광학적 원인이 아닌 경우라면 핀홀시력은 오히려 저하되므로 핀홀테스트를 적극 활용해보자.

4) 우세안 검사: 두 눈 가운데 주도적 역할을 하는 눈을 찾는 검사를 수행한다.

5) 차폐검사: 안구의 편위유무와 편위정도를 확인하는 검사를 수행한다.

6) 조절근점과 폭주근점 검사: 근용시표와 펜끝을 활용하여 검사를 수행한다.

- 조절근점: 근용시표를 눈앞에 접근해서 흐리다고 보고하는 지점을 찾아 cm 단위로 기록한다. 근점거리가 25 cm 이상으로 멀어지면 근거리 작업 시에 불편을 느끼는 증상이 나타난다(노안, 조절부족).
- 폭주근점: 뾰족한 볼펜 끝을 타깃으로 피검자의 눈앞으로 이동시켜서 처음으로

복시가 일어나는 지점을 찾아 cm 단위로 기록한다. 평균 6~10 cm로 20 cm 이상이면 폭주부족, 폭주장애로 판단한다. 폭주근점은 평생동안 잘 변하지 않는다.

7) 동공 중심 간 거리(PD): 두 눈의 동공 사이의 거리를 측정한다.

8) 동공반응 검사: 불빛과 조절에 의해 변화되는 동공을 관찰하는 검사이다(직접 동공반사, 간접 동공반사, 근접반사).

9) 대면법(시야검사): 검사자와 피검자가 서로 마주보고 실시한다. 검사자가 손가락 끝을 위, 아래, 좌, 우 방향으로 움직였을 때 피검자가 관찰할 수 있는지를 파악한다.

10) 색각검사: 색각에 따른 이상유무를 확인한다. 대표적으로 이시하라 색각검사표를 활용한다.

11) 안구운동 검사: 물체를 주시하기 위한 안구운동 검사를 시행한다.

12) 가림검사: 양안시기능 이상자를 선별하는데 필수적 검사이다.

- 가림검사는 한쪽 눈 차폐한 상태에서 차폐하지 않은 눈을 관찰
- 가림/벗김검사는 한쪽 눈을 차폐한 후 제거하면서 차폐되었던 눈을 관찰
- 교대가림검사는 양쪽 눈을 번갈아 차폐했다가 제거하면서 차폐되었던 눈을 관찰

13) 워쓰4점(worth 4 dot) 검사: 양안시 상태에서 복시, 억제 유무와 융상이 가능한지 확인하는 검사이다.

3. 나안시력검사

검사실 조명은 피검자의 동공 크기에 영향을 주기 때문에 적당한 밝기를 유지해야 한다. 원거리 시력과 근거리 시력을 모두 측정한다.

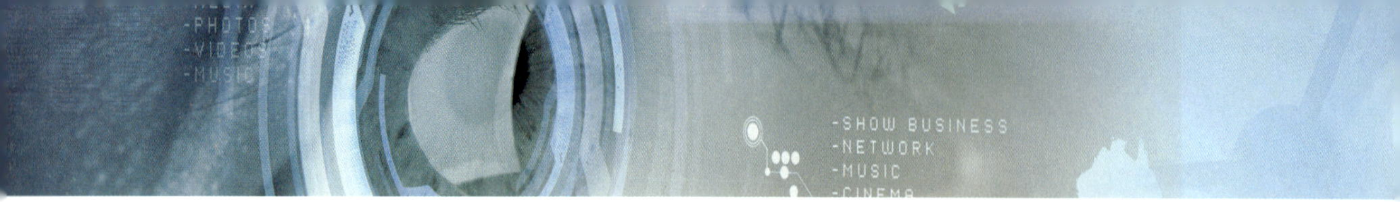

1) 검사순서

(1) 검사실 조명은 고르게, 시력표보다는 어둡게, 시력표는 200 lux를 유지해야 한다.

(2) 측정자의 눈 높이 or 직전방에서 약간 아래 방향 위치에 시력표를 위치시킨다. 피검사자가 시표를 올려다보는 자세는 피로를 유발한다.

(3) 정확한 거리를 유지할 것

원거리 시력: Snellen시표는 20ft, Landolt 고리는 5m

근거리 시력: 근거리용 시력표 활용(33cm or 40cm)

(4) 어느 쪽 눈부터 검사할 것인가?

보통 우안(좌안을 가리고)을 먼저 검사한다. 한쪽 시력이 나쁜 경우에는 나쁜 쪽부터 측정한다. 차폐기로 가릴 때는 가린 틈 사이로 보지 못하도록 눈을 똑바로 가려야 한다.

(5) 큰 시표부터 작은시표 순서로 읽어나간다.

(6) 나안시력을 먼저 검사한 다음 교정시력을 측정한다. 구안경은 lens meter로 측정하여 기록한다.

(7) 시력표 줄에서 최소 50% 이상 맞힌 줄(가장 작은 시표가 있는 줄)의 시력을 표기한다. 또는 플러스 표기법이나 마이너스 표기법으로 기록한다.

ex 0.6 시표를 다 읽고 0.7시표에서 2개를 더 읽었을 때 0.6^{+2}

0.7 시표를 다 읽고 0.8시표에서 2개를 못 읽었을 때 0.8^{-2}

2) 나안시력 판정

시력표에서 가장 큰 숫자(문자)인 0.1 시력을 잘 읽지 못하는 경우에는 시력을 0.1 이하로 표기하고 다음 검사단계로 넘어가는 것이 일반적이다. 그런데 굳이 0.1 보다 낮은 시력을 측정하고자 한다면 환자로 하여금 시표로 1m 씩 걸어가게 하여 측정하는 방법이 있다.

(1) 0.1시표가 보일 때까지 걸어간다. ➡ 시표를 읽을 수 있는 거리까지 오면 그 거리를 측정

0.1 × (인식한 거리/5m) = 시력

(2) 안전수지 시력: 1m 앞에서도 시력표를 읽지 못하면

F.C(finger Count) = 손가락 개수를 맞추도록 한다.

표시방법 = (F.C/ 손가락 개수를 맞춘 거리) 또는 fingers at 30cm

ex 15cm에서 손가락 개수를 맞추면? 답. F.C/15cm

(3) 안전수동시력

피검자가 손가락 수를 세지 못하면 안전에서 손을 흔들어서 움직임을 식별하는지를 확인한다.

H.M(Hand Motion)=안(眼)전(前)수동(手動)

표시방법 = OD : HM => 오른쪽 안전수동

= R.V : HM => Right Vision : Hand Motion

(4) 광각시력

손의 움직임마저 식별 못하면 어두운 곳에서 눈에 불빛을 비추며, 빛의 밝기와 방향을 물어본다.

L.P(Light Perception) = 빛의 유무를 판단하는지 확인한다.

표시방법 = + : POSITIVE 빛을 구분한다.

− : NEGATIVE 빛을 구분하지 못함

(5) 맹 or 0

빛도 구분하지 못하면 완전한 실명(失明, blindness) 상태이다.

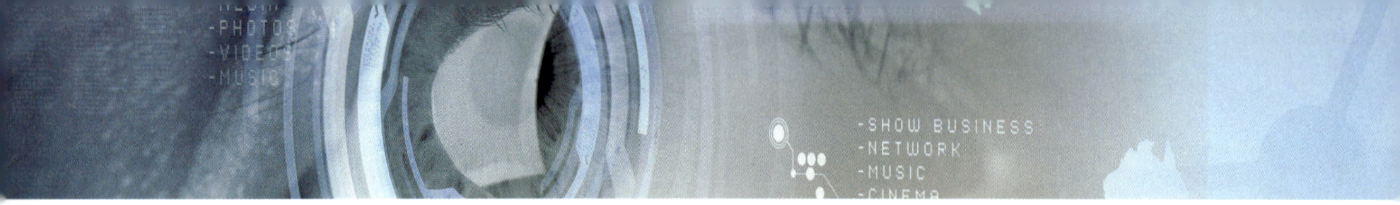

4. 시각장애 정도 정의

국내의 시각 장애 정도를 설명한다(장애인복지법 시행규칙).

장애정도	장애상태
시각장애 정도가 심한 장애인	좋은 눈의 시력이 0.02 이하인 자
	좋은 눈의 시력이 0.04 이하인 자
	좋은 눈의 시력이 0.06 이하인 자
	두 눈의 시야가 각각 모든 방향에서 5도 이하로 남은자
시각장애 정도가 심하지 않은 장애인	좋은 눈의 시력이 0.1 이하인 자
	두 눈의 시야가 모든 방향에서 10도 이하로 남은자
	좋은 눈의 시력이 0.2 이하인 자
	두 눈의 시야가 50% 이상 감소된 자
	나쁜 눈의 시력이 0.02 이하인 자
	두 눈의 중심시야에서 20도 이내에 복시가 있는 자

1) 시각장애의 정도가 심한 중증 장애인

(1) 좋은 눈의 시력이 0.06 이하인 사람(공인된 시력표로 측정, 최대교정 시력을 기준으로 함)

시력이 미약하게 남아 있지만 대체적으로 사물 식별이 어려운 자들이 이에 속한다.

(2) 두 눈의 시야가 각각 모든 방향에서 5도 이하로 남은 사람

주간에도 어두운 환경에서는 활동이 어려운 자들이다. 야간에 가로등이 환한곳에서도 정상적인 보행이 힘들다. 앞을 보고 걷더라도 사물을 보지 못한 채 여기저기 부딪히게 된다.

2) 시각 장애의 정도가 심하지 않은 경증 장애인

(1) 좋은 눈의 시력이 0.2 이하인 사람

시력측정표에서 맨 위에 글자를 간신히 읽는 정도의 시력이다. 근거리에 있는 사물을 식별하는데 어려움이 없다. 하지만 일정거리 이상의 물체를 보는 것이 어렵고 근거리라고 해도 비장애인에 맞춰져 있는 작은 글씨 및 표지판의 식별이 어렵다. 고도근시인 자가 안경을 벗고 다닐 때 이 정도의 시력이다. 간신히 사람에 부딪히지 않고 길을 걷는 정도라고 생각하면 된다.

(2) 양쪽 눈의 시야가 각각 모든 방향에서 10도 이하로 잔류한 사람

대낮에도 조명이 없는 지하공간이나 암실에서의 활동은 상당히 많은 제약을 받는다.

(3) 양쪽 눈의 시야가 각각 정상 시야의 50% 이상 감소된 사람

가면을 쓴 상태에서 시생활을 하는 정도라고 생각하면 되겠다. 가면을 착용하면 시야의 일부분이 가려져서 일상생활에 지장이 큰 상태이다.

(4) 나쁜 쪽 눈의 시력이 0.02 이하인 사람

반대쪽 눈이 좋을 경우에는 정상적인 일상생활이 가능하다. 저시력 시각장애인 중 유일하게 운전면허 취득이 가능한 군이다. 다만 원근감이 떨어져서 정밀한 작업이나 운동기능이 취약하다.

(5) 두 눈의 중심시야에서 20도 이내에 겹쳐보임(복시)가 있는 사람

마비사시 또는 제한사시로 인해 충분한 치료와 프리즘 교정 이후에도 5프리즘의 사시각이 측정되는 경우에 한하여 해당된다.

제 03장

굴절검사의 시작

1. 검사기기 준비

1) 굴절검사에서 필수인 자각적 기기: 포롭터(phoropter)

교정렌즈 도수, 축(axis) 방향, 보조렌즈의 렌즈교환을 빠르고 정확하게 수행 할 수 있어 검사시간을 단축할 수 있다. 정밀한 난시검사가 가능하다(잭슨 크로스실린더법을 빠르게 수행할 수 있다).

또한, 양안시기능 검사를 신속하게 수행할 수 있다.

포롭터를 사용하더라도 최종적으로 장용검사는 시험테 세트(trial lens set)를 이용하는 것이 좋다.

(1) 포롭터(phoropter)의 보조렌즈 명칭과 용도

종류	명칭	용도
O	개방	검사창 개방
OC	가림판	차폐
P	편광필터	사위, 양안조절균형, 주시시차, 부등상시, 입체시검사
10△I	10△BI	사위검사, 양안균형 검사
6△U	6△BU	사위검사, 양안균형 검사
GL	녹색필터	억제, 복시 등 Worth 4-dots test
RL	적색필터	억제, 복시 등 Worth 4-dots test
WMH	흰색 수평 마독스 봉	사위검사
WMV	흰색 수직 마독스 봉	사위검사
RMH	적색 수평 마독스 봉	사위검사
RMV	적색 수직 마독스 봉	사위검사
PH	핀홀렌즈	안질환 유무 판별
±0.50	크로스실린더 렌즈	노안가입도 검사, 조절랙(lag) 검사
R	+검영보정렌즈 (S+2.00 D)	검영법 검사거리(50cm) 보정렌즈
+.12	S+0.12 D 렌즈	0.125 D 단위 검사용 렌즈

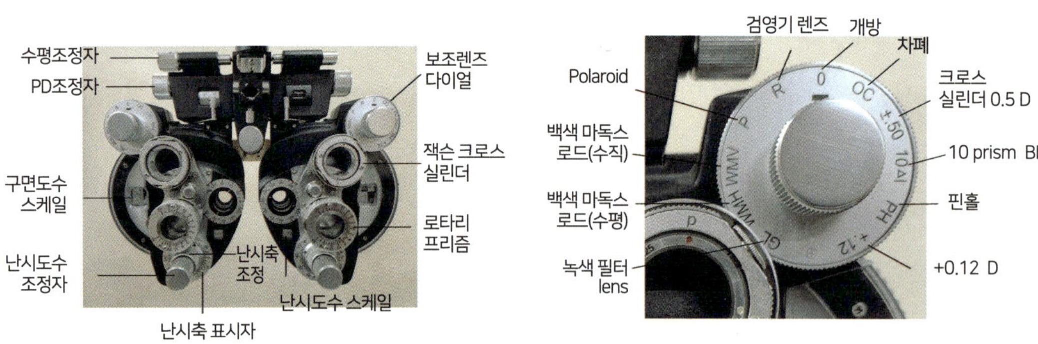

포롭터의 구조와 명칭

(2) 포롭터(phoropter)의 준비 세팅

① 피검자의 이마에 접촉되는 부위와 좌우 검사창에 속눈썹이 닿는 부위를 깨끗하게 닦는다.

② 포롭터의 본체가 수평 및 수직 방향으로 평형인지 확인한다. 포롭터의 기울기가 기울어져서 수평 높이가 달라지면 수직 프리즘이 유발되어 0.25 △ 정도의 오차가 발생할 수 있다.

③ PD 조절 손잡이로 피검자의 동공거리를 조정한다.

④ 각막조준장치를 관찰하여 정점간거리(vertex distance)를 확인한다.

⑤ 마지막으로 좌우 검사창이 열려있고 구면과 원주 도수가 0으로 조정되어 있는지 확인한다.

2) 굴절검사에서 필수인 타각적 기기: 자동안굴절계(autorefractor)

자동굴절력 측정기는 대규모 집단검사에 시간이 절약되고 유리하나 근시안의 측정에서 기계근시 영향으로 오차가 존재한다. 자각적 검사를 완벽하게 대체할 수 없다.

(1) 자동안굴절계(autorefractor)의 명칭과 용도

- 측정 버튼: 도수 측정을 하기 위한 버튼
- 무빙 스틱: 안구를 찾기 위한 조종 스틱
- 사이드 표시선: 피검자의 안구위치와 검사위치를 맞추기 위한 표시선

(2) 자동안굴절계의 준비 세팅

① AR기기에서 피검사자의 턱, 이마와 접촉되는 부위를 깨끗이 닦는다.

② 편안한 자세로 기계 내부의 타깃을 바라볼 수 있도록 높낮이를 조정한다.

③ 피검자의 눈 위치와 사이드 표시선의 정렬 위치를 확인 후 검사를 시행한다.

2. 자각식 굴절검사 시작

자각적 굴절검사란, 타각적인 방법을 통해서 알게 된 굴절이상 값을 참고하거나 구안경 도수 값을 토대로 최초장입도수를 구한 후 피검자와의 상호 의사소통을 통해 안경렌즈 도수를 변경하며 진행하는 검사를 말한다. 이 검사는 피검자의 대답에 의존하기에 피검자의 반응과 대답을 잘 들어야 한다. 검사과정에서 검사자는 본인의 주관성이 개입되는 것을 주의해야 하고 매 순간 객관적으로 판단해나가야 한다. 굴절검사는 약 200,000 가지의 안경처방 값 중에서 피검자에게 맞는 단 하나의 처방값을 찾아내는 매우 정교한 과정으로 많은 연습과 신중함이 필요하다. 검사자는 운무법으로 피검자의 조절력 개입을 차단하고 오차를 줄여서 최종적으로 정확한 교정도수를 찾아내야 한다. 이 검사에는 포롭터(phoroptor)와 시험렌즈 세트(trial lens set)를 이용한다.

*운무법(fogging method)

검사과정 중에 피검자의 조절을 최대한 배제하기 위해서 플러스 또는 마이너스 렌즈를 부가하여 약한 근시상태를 만드는 것이다.

인간의 눈을 +59 D 정시안으로 가정하였을 때 +62 D의 근시상태로 만들어 준 다음에 검사를 진행하는 것을 말한다.

ex AR 검사결과지 또는 구안경도수가 S−3.50 C−1.00 ax 90 일때

S−4.00 D 도수가 최적구면굴절력 도수가 되고

최초장입도수는 S−1.00 D가 되는 것이다(운무값 +3.00 D로 가정 시).

● 사람의 눈은 적당한 근시상태가 되면 조절을 이완하지만 흐린 정도가 너무 심하거나 암실과 같이 주시물체가 없어지면 약 1D 전후의 조절상태인 긴장성 조절상태로 돌아가게 된다. 즉, 지나친 운무도수 삽입은 조절을 이완시키지 못하고 오히려 조절이완을 방해한다. 일반 성인의 경우는 S+2.00 D 이상을 운무값으로, 조절력이 좋은 10대 청소년의 경우에는 S+3.00 D 이상을 운무값으로 설정하는 것이 바람직하다.

* 안경원과 안과 병의원의 도수검사 및 처방에 대한 고찰

(저작권 등록: C-2023-050342호)

일반적인 국민들 인식 속에서는 인간의 생명을 다루고 의료 전문성이 크게 부각되는 곳인 병원에 대한 신뢰도가 매우 높다. 그래서 시력저하로 안경을 맞춰야하는 상황이 되면 안경원보다는 안과병원에서 의사 선생님이 직접 도수검사를 해주기를 바라게 된다. 은연중에 병원이 아닌 안경원에서 시력검사와 도수처방 검사를 받는 것에 대한 걱정과 우려가 존재한다고 할 수 있다.

하지만, 일반인 기준에서 생소하게 느껴지는 안경광학과, 안경사는 시력과 도수 검사, 처방을 위해 눈의 해부생리학적 지식을 배우고 안광학을 기반으로 한 안경도수 처방 교육을 받는 안보건 전문가 그룹이다. 한국의 안경광학과 교육 시스템에서 보통 3~4년의 기간 동안 시력을 교정 및 보정하기 위한 안경도수 처방 교육을 받게 되는데 안경광학과 전공 학생들은 매학기마다 안경도수를 정확하게 검출하고 측정하기 위해 많은 시간을 수련한다. 졸업 후에는 안경사 국가고시를 거쳐서 보건복지부 장관이 발급하는 안경사 면허를 부여받고 시력검사, 도수 조정 등의 업무를 주업으로 종사하기에 해당 업무의 전문성이 상당히 높다고 할 수 있다(*"의료기사 등에 관한 법률 시행령 제2조 8항" 2016.11.30. 시행: 안경(시력보정용으로 한정한다. 이하 같다)의 조제(調製) 및 판매와*

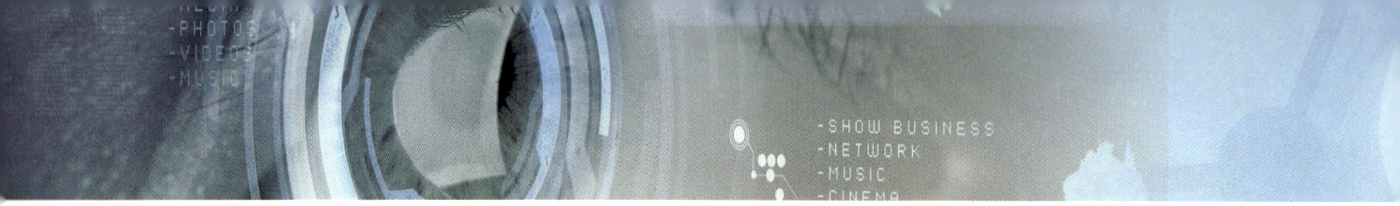

콘택트렌즈(시력보정용이 아닌 것을 포함한다. 이하 같다)의 판매 업무. 이 경우 안경 및 콘택트렌즈의 도수를 조정하기 위한 시력검사[약제를 사용하는 시력검사 및 자동굴절검사기기를 사용하지 아니하는 타각적(他覺的) 굴절검사는 제외한다]를 할 수 있다. 다만, 6세 이하의 아동에 대한 안경의 조제·판매와 콘택트렌즈의 판매는 의사의 처방에 따라야 한다).

본래, 안경도수를 검사 및 처방하는 것은 시기능 검사 및 처방학이라는 이론을 배워서 곧바로 적용할 수 있는 단순한 업무가 아니다. 안경사는 환자의 안경 처방과정에서 발생되는 다양한 자각증상(어지러움, 불편감)과 클레임을 직접 경험하고 해결법에 대한 노하우를 축적하게 된다.

한편, 안과병원에서 안경도수 검사에 대한 업무는 안과의사가 직접하는 담당하는 경우도 있지만 대부분 검안사라는 불리는 안경사가 안경도수 검사를 담당하고 있다. 특히 대형 종합병원의 경우에는 직무가 더욱 전문적으로 분류되어 안경사가 대부분의 눈 검사와 안경도수 검사를 맡고 있다. 그래서 현실적으로 안과병원과 안경원에서 안경도수 검사는 차이가 없다고 할 수 있다.

오히려 처방된 안경을 직접 쓰고 체험을 해본 안경장용자는 안경원의 도수검사에 더욱 신뢰한다. 그 이유는 대부분의 안과 병의원에서 안경도수 검사는 다소 부수적인 업무 분야로 치부되기 때문이다(주업무인 안과 질환 검사와 치료, 수술에 비해). 병원에서는 시간과 비용의 경제성이 우선적으로 고려되어 시력과 도수검사 과정에서 환자의 도수검사에 충분한 시간이 할애되기는 어렵다. 반면, 안경원에서는 평상시 안경을 쓰는 습관과 동공간 거리(=pupillary distance), 안경테 하부림에서 동공까지 수직거리(=optical height) 등 사용되는 안경테의 미세한 수치에 대해서도 측정하고 고려하여 처방을 하게 된다. 또한 안경원에서는 365일 매일 "안경이 어색하고 어지럽다." 등의 다양한 클레임과 피드백을 받기에 무엇보다도 안경 도수 검사 및 안경적응의 문제에 대해서 예민하다. 안경의 적응문제, 불편감은 안경원의 매출과 직결되기에 더욱 신경을 쓰고 정확하게 안경을 맞추기 위해서 부단히 노력한다.

하지만 시력저하로 인해 생애 처음 안경을 맞추는 경우(시력 저하의 대다수는 근시, 원시, 난시의 굴절이상이지만 안질환의 문제인 경우도 있고 이는 굴절이상과 혼동될 여지도 있기 때문에 성인의 안과 검진의 권장주기는 대략 1년, 어린아이는 6개월에 한번 정도가 권장된다), 눈의 질환과 관련하여 안과 검사를 한번도 하지 않은 자는 안과병원의 선(先) 방문이 반드시 필요하다.

그 외 일반 성인 도수 안경, 노인분들의 누진다초점 안경의 경우(안경테의 조정 상태, 시습관 코칭이 안경적응에 중요)는 안경원에서 시력검사와 굴절검사를 곧바로 진행하는 것이 더 적절하다.

3. 자각식 굴절검사 시작

1) 단안 검사의 시작(우안 검사 먼저 시행)

자동안굴절계(autorefractor, A.R.) 검사결과의 기록과 구안경 도수를 참고하여 검사의 시작점(=최초 장입굴절 도수)을 정하도록 한다. 일반적으로 우안을 먼저 검사하고 좌안 검사로 넘어간다.

① A.R.을 활용한 최초장입 도수 구하기= 검사의 시작점(starting point) 찾기

A.R.에서 나온 도수를 최적구면굴절력 공식: S+ (C/2) 식에 넣어서 계산하여 나온 값에 운무도수(S+2.00 D or S+3.00 D)를 더해준다.

*최적구면굴절력(best vision spherical lens, BVS) = 최대구면굴절력: 구면렌즈 도수만으로 최대 시력이 나오게 하는 구면도수를 말한다.

예를 들어, AR측정치: S−1.50 C−0.50 ax180으로 검출되었다면

이 환자 눈의 광학적 상태는 아래 그림과 같다. 전초선과 후초선 둘다 망막 앞에 위치한 상태로 수직방향의 경선이 61 D로 -2.00 D의 교정렌즈가 필요한 상태이고 수평경선의 경선은 60.5 D로 -1.50 D의 교정렌즈가 필요한 상태이다(59 D의 굴절상태를 정시안으로 가정).

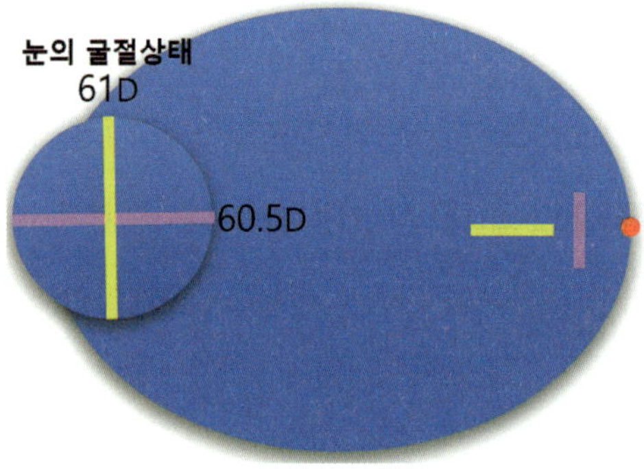

A.R. 검사결과: S-1.50 C-0.50 ax180의 처방이 필요한 눈의 광학적 상태

이러한 눈을 최적구면굴절력 즉, 구면렌즈 도수만으로 최대의 시력이 나오게 하려면 A.R. 검사에서 얻은 난시도수의 절반의 양을 구면도수에 더해주어 장입하면 된다. 최적구면굴절력 도수가 피검자에게 장입되면 아래의 그림처럼 전초선과 후초선이 망막의 황반을 정가운데에 두는 상태가 될 것이다(구면렌즈로만으로 최대시력이 나오는 상태).

A.R.측정치: S−1.50 C−0.50 ax180

이론적 계산식: 최적구면굴절력 공식=S+(C/2)을 활용하여 계산하면

−1.50 + −0.25 = −1.75 D

➲ S−1.75 D가 최적구면굴절력이 되는 것이다.

최적구면굴절력이 장입된 눈은 구면도수만으로 최대시력이 나올 수 있는 상태가 된 것이다. 전초선과 후초선이 망막 황반을 중심으로 S−0.25 D만큼 떨어져 있는 상태이

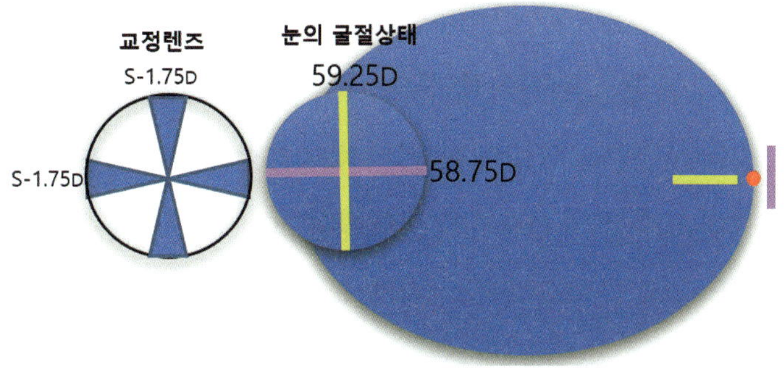

최적구면굴절력 S−1.75 D를 장입되었을 때 예상되는 눈의 광학적 상태

다. 이 상태에서 운무도수를 더해줘야 전초선과 후초선이 망막 앞에 위치하게 되어 조절자극의 영향을 받지 않는 조건이 된다.

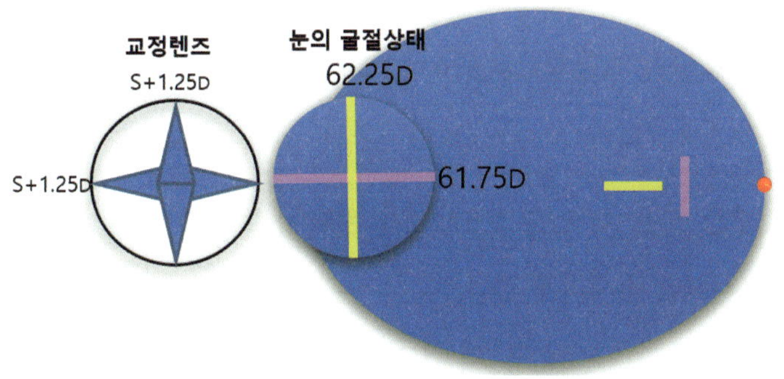

최적구면굴절력 도수 S−1.75 D +운무도수 S+3.00 D= S+1.25 D가
장입된 눈의 광학적 상태: 경도 근시 상태로 만들어 주는 것 됨(운무 상태)

최적구면굴절력 도수에 운무도수 S+3.00 D가 더해져서 S+1.25 D가 장입된 눈의 광학적 상태는 위와 같다. 약 62 D 정도의 경도 근시안이 된 것이다.

이 환자의 최초장입굴절력도수는 S+1.25 D가 이다.

피검자 눈에 최초장입 도수가 장입이 되면 대략 0.1~0.2 시표를 읽을 수 있을 정도의 근시안이 된다.

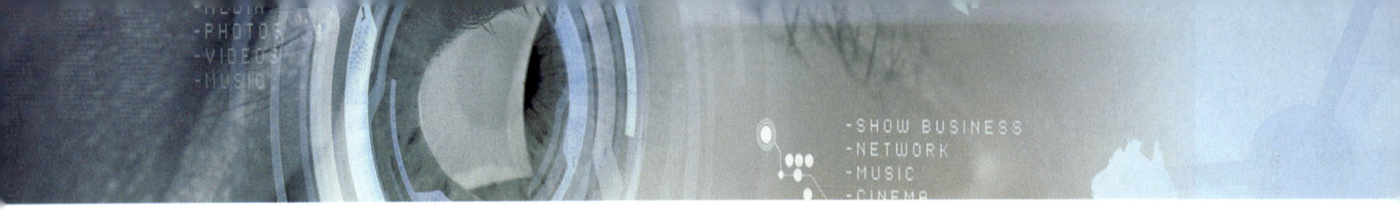

최초장입도수 산출법 정리

1. A.R.검사결과 값을 참고하여 최적구면굴절력 S+(C/2)을 구한다.
2. 최적구면굴절력에 운무도수를 합한 것이 최초장입굴절력 도수이다.
3. 최초장입굴절력 도수를 피검자에게 장입한 후, 0.1 시표를 주시하도록 한다.

이와 같이 충분한 운무도수가 들어간 최초장입도수를 피검자에게 장입한 후에 검사를 하면 조절자극으로부터 안전하게 된다. 이제 천천히 도수를 교체해가면서 검사를 시작해보자.

② 환자에게 최초장입도수를 장입하고 0.1시표를 주시하도록 한다.

최초장입굴절도수를 장입한 후 서서히 구면굴절력을 0.25D 단계로 증가시켜 시력을 향상시켜 나간다(환자가 시표를 간신히 읽을 정도로 도수를 변화시키고 다음 시표를 보여주도록 한다).

③ 대략 0.5 시표는 읽을 수 있고 0.6시표는 완벽히 못 읽어내는 시점에(근시성 복난시 추정) 방사선 시표를 주시하게 한다.

방사선 시표를 보기 직전에 피검자의 광학적 굴절상태는 위 그림에서 "B"와 같은 초선의 형성이 좋다. 양초선이 망막 앞에 위치하면서 후초선이 전초선보다 황반에 조금 더 가까이에 맺혀진 상태이다(이러한 눈 상태에서 방사선 시표를 주시해야만 선명해 보이는 시방향을 명확하게 판별할 수 있다).

0.5~0.6 시표를 읽을 수 있는 정도의 근시성 복난시인 경우에는 위와 같은 광학적 상태를 갖게 되어 방사선시표를 보게 될 때 부채살 중에서 어떤 방향의 선이 더 선명한지를 명확히 구분해 낼 수 있다. 교정도수의 장입이 적어서 시력이 너무 낮으면("A"와 같은 초선상태) 방사선 시표의 선명한 방향을 구분하기 어렵다. 반대로 교정도수가

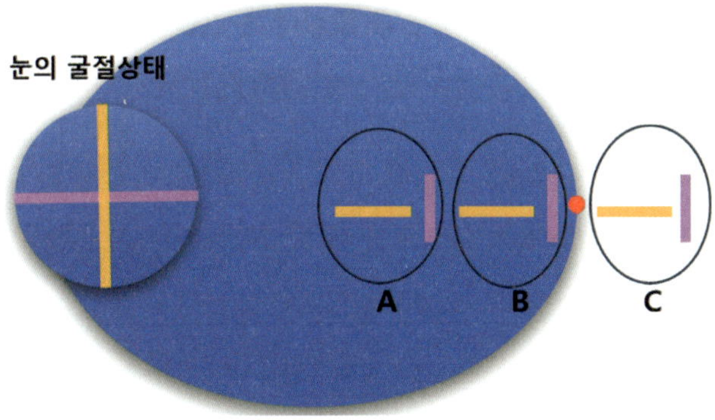

눈의 수직방향은 강주경선으로 전초선을 형성, 수평방향은 약주경선이며 후초선을 형성

과하게 장입되어 원시성 상태가 되면("C"와 같은 초선상태) 조절의 발생으로 방사선 시표의 선명한 방향을 명확히 구분할 수 없다.

구면도수만으로 0.5~0.6 시표를 읽어내기 어려운 경우에는(강도수의 난시안) A.R. or 구안경 도수 결과에서 검출되는 원주렌즈 도수 값의 절반을 난시교정 도수로 장입하고 방사선 시표를 주시하게 한다.

피검자에게 방사선 시표를 보여주기 직전까지 정리

- 근시성 복난시안으로 만들어 주어야 함.
- 대략 0.5시표는 읽고 0.6시표는 잘 읽지 못하는 상태가 될 때까지 구면도수를 장입한다.

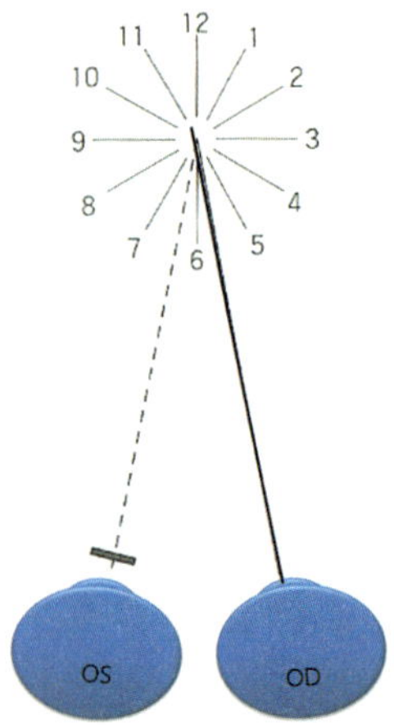

④ 피검자에게 난시검사용 방사선시표를 투사시키고 부채살 중에서 특별히 더 선명해 보이는 방향의 선이 있는지 확인한다.

모든 선이 골고루 선명하다고 대답하면 난시가 없는 것으로 판단하고 다음 검사로 진행하도록 한다(⑫번으로 이동).

만약, 모든 선이 전체적으로 흐려보인다고(초선과 망막 간 사이의 떨어진 거리가 먼 경우) 대답하면 구면도수를 S-0.25 D 더 가입한 후에 다시 물어본다.

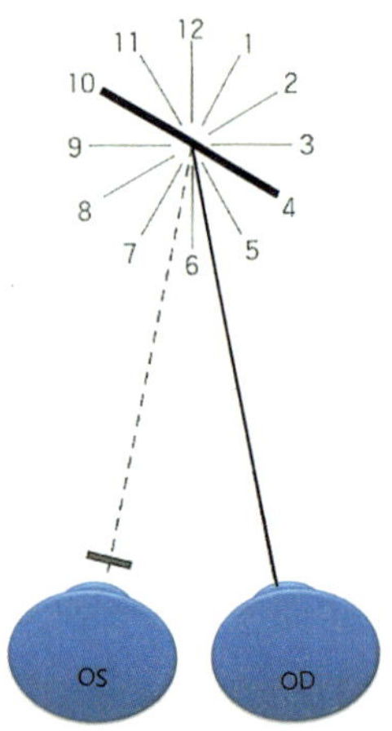

⑤ 부채살 선 중에서 유독 더 선명하게 보이는 선이 있다고 대답하면 몇 시 방향이 선명한지 물어본다.

(−)원주렌즈의 축 방향은 선명하게 보이는 선의 시간을 나타내는 숫자에 30°를 곱하면 난시교정 축을 구할 수 있다("Rule of 30" 활용).

예를 들어 위 그림과 같이 다른 방향의 선들보다 "4시 방향" 선이 더 진하게 보인다면 4시 × 30° = 120°이다. 원주교정축은 120°가 되는 것이다.

⑥ 만약에 피검자가 선명하게 보이는 방향이 5시와 6시 방향의 가운데라고 한다면 교정원주축은 150°~180°의 가운데인 165°가 된다.

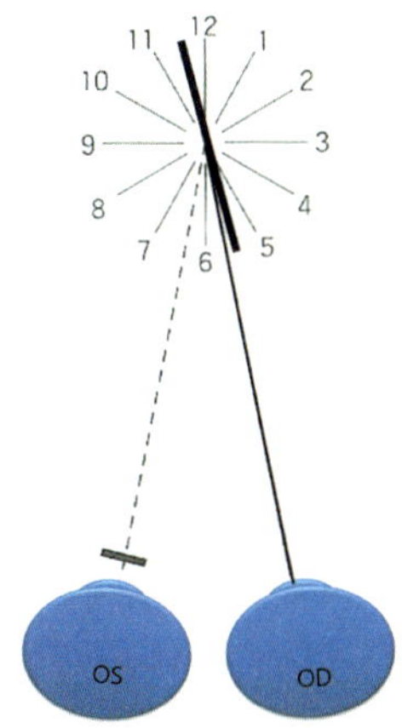

➲ 환자가 우측처럼 보고 있다면 교정축은 A×165°

⑦ 만약에 선명하게 보이는 선이 두 개 이상이라면 가운데에 있는 선을 가장 진한 선으로 간주하여 원주교정축을 구하면 된다.

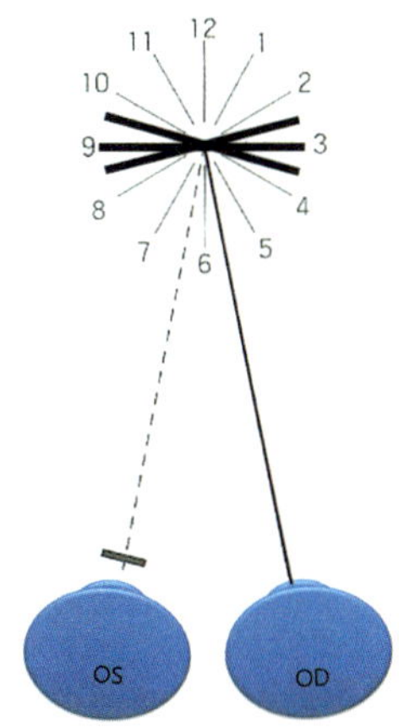

➲ 환자가 우측처럼 보고있다면 교정축은 A×90°

⑧ 피검자가 인식하는 난시 교정축을 정확하게 재확인하는 방법이 있다.

피검자가 선명하다고 대답한 선과 양쪽으로 인접한 선을 주시하게 한 후, 두 선중에서 어느 선이 더 진하게 보이는지 물어보도록 한다. 예를 들어 12시(6시) 방향의 선이 가장 진하게 보이는데 인접한 11시와 1시 방향 선 중에서 상대적으로 어느 방향이 선명한지 물어보는 것이다. 11시(5시) 방향이 더 진하게 보인다고 대답하면 교정 원주축은 180~150° 사이인 165°가 되는 것이다.

⑨ 원주 교정축이 정해졌다면 C-0.25 D 단위로 서서히 도수를 가입하도록 하자.

⑩ 만약, 원주굴절력을 증가시킬 때마다 피검자가 가장 진하게 보였다고 말한 방향의 선이 회전한다면 원주교정축이 부정확한 상태인 것이다.

TIP (원주교정 도수가 증가되는 과정에서)피검자가 선명한 선이 회전한다고 말하면 어느 방향으로 선이 회전했는지 확인하도록 하자. 그리고 검사자는 피검자가 말하는 선명한 선(시방향)이 움직이는 회전 방향과 반대 방향으로 원주축을 조정해주면 된다. 예를들어, 원주축 방향이 90°에 있는데 원주도수가 증가되면서, 피검자가 느끼는 선명한 방향이 시계방향으로 움직인다고 하는 상황이면(방사선 시표에서 3시 → 4시방향으로 회전) 원주축을 95°로 조정하고 다시 물어보면서 검사를 진행하면 된다. 만약, 피검자가 처음에 선명했다고 말한 시방향이 오히려 흐려 보인다면 원주도수가 과다하게 가입된 상태를 의미한다.

⑪ 부채살의 모든 방향이 동일하게 진해질 때까지 원주도수를 가입한다.

방사선 시표를 통한 난시교정이 마무리되었다고 판단되면 시력표의 0.5~0.6시표를 주시하도록 한다(방사선 시표를 투사시키기 전에 피검자가 주시했던 시표를 다시 띄운다).

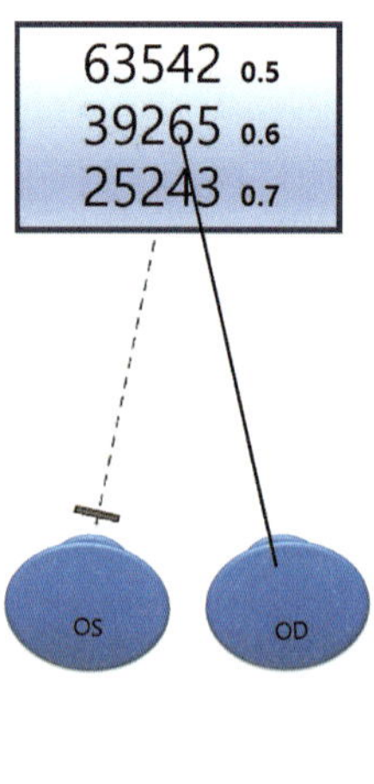

⑫ 이제 최대시력이 나올 때까지 구면도수를 S−0.25 D 단위로 증가시킨다.

⑬ **크로스실린더를 이용하여 난시축과 난시 도수를 정밀하게 조정하는 검사를 하기 전에 적녹검사를 시행한다.** 이때 피검자가 적색과 녹색바탕의 글자를 균등하게 인식하거나 약간 녹색바탕의 시표가 선명하다고 인식할 때까지 구면도수를 증가시킨다.

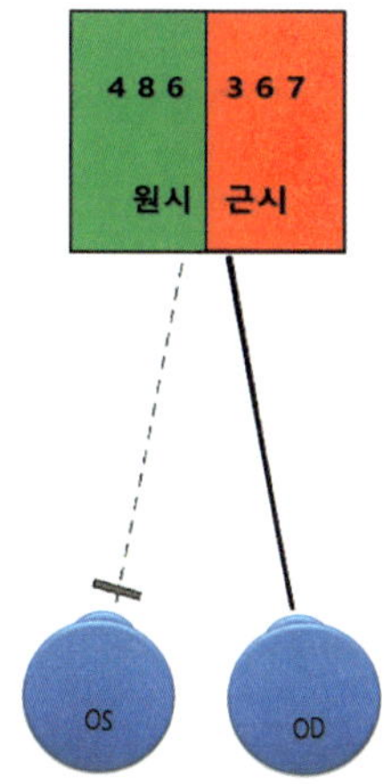

전초선과 후초선이 망막 황반을 가운데 사이에 두고 균등한 거리 만큼 떨어져 있어야(최소착란원이 망막 상에 있을 때) 크로스실린더 검사법이 효과가 있다.

*색수차(chromatic aberration) 원리: 색수차라는 것은 빛이 하나의 파장으로 이뤄져 있지 않기 때문에 파장별로 결상되는 위치가 달라져서 생기는 수차를 의미한다. 파장별로 결상되는 위치가 달라지는 것은 빛이 파장별로 굴절률이 다르기 때문이다.

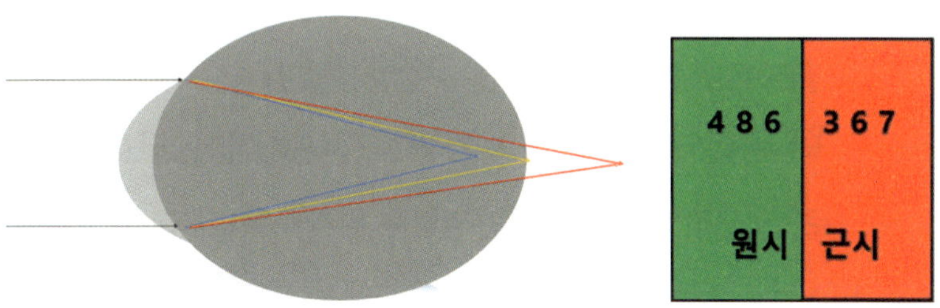

*크로스실린더 원리: −축(+디옵터영역)과 +축(−디옵터영역)이 직교하여 있는 형태(손잡이 선과 중간기준축은 0 디옵터)

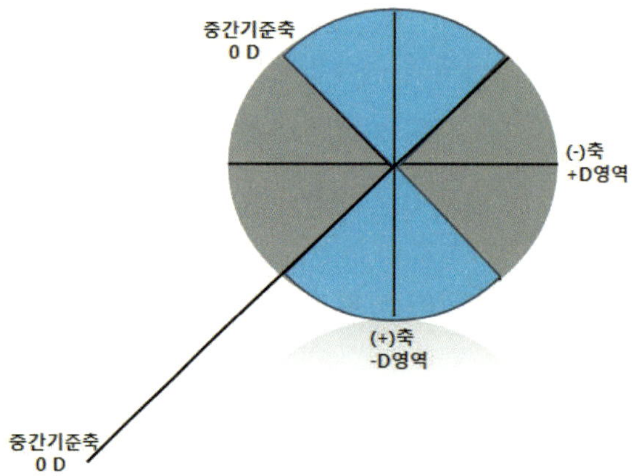

⑭ 크로스실린더를 검사창 앞에 위치시키고, 피검자에게 점군시표를 보도록 주문한다. **<u>먼저 교정 원주축을 정밀하게 검사한다.</u>**

교정원주축과 크로스실린더의 손잡이("0 디옵터" 영역)가 동일한 방향이 되도록 위치시킨다. 크로스 실린더의 손잡이를 이용하여 렌즈를 반전시키며 반전 전후의 점군시표의 선명도 및 진하기 정도를 비교하도록 주문한다. 크로스실린더를 반전할 때는 중간에 멈추지 않고 한번에 반전할 수 있도록 연습한다.

⑮ 크로스실린더의 반전 전후에 선명도 차이가 있다고 하면, 더 선명하게 보인다고 하는 상태에서 **크로스실린더의 적색점(−축) 방향의 위치를 확인하고 교정원주축을 적색점 방향쪽으로 5~10° 정도 이동하도록 한다.** 그리고 다시 크로스실린더 반전을 실시하여 점군시표의 선명도를 묻도록 한다. 교정원주축 방향을 이전과 반대로 되돌리는 경우

에는 절반정도만 회전시킨다. 크로스실린더의 반전 전후에 점군시표의 선명도 및 진한 정도가 동일해질 때까지 반복실시한다.

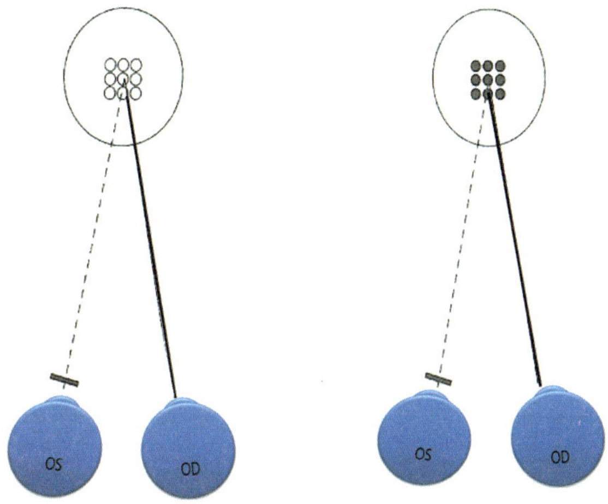

크로스실린더 반전 전후에 점군시표의 선명도가 동일하게 보인다면 검사 종료

TIP 피검자의 응답이 느려지고 머뭇거리는 경우에는 잔여난시 교정이 거의 다 완료되는 중이라고 판단해도 좋다.

⑯ 난시교정축 정밀교정이 종료되면 즉시, 이어서 **교정 원주도수를 정밀하게 검사한다.** 이전 검사와 동일하게 크로스실린더를 검사창 앞에 위치시키고, 피검자에게 점군시표를 보도록 지시한다.

크로스실린더의 붉은점 (−)축 or 흰점 (+)축 방향에 교정원주축 방향을 위치시킨다. 이전 검사와 동일하게 크로스실린더를 검사창 앞에 위치시키고, 피검자에게 점군시표를 보도록 주문한다.

교정원주축과 크로스실린더의 붉은점(−)축이 일치했을 때 더 선명하게 보이면 원주도수를 −0.25 D 증가시킨다. 교정원주축과 크로스실린더 흰점(+)축이 일치했을 때 더 선명하다고 대답하면 원주 굴절력을 +0.25 D 증가시킨다. 크로스실린더의 반전 전후에 점군시표의 선명도 및 진한정도가 동일해질 때까지 반복 실시한다.

원주도수가 증가했다가 낮아졌다가 다시 증가하는 과정이 반복되면 (−)방향으로 낮은 원주도수를 선택한다.

*난시도수를 C−0.50 D 만큼 추가했다면 S+0.25 D 를 증가시킨다.

⑰ 크로스실린더를 이용한 난시축과 도수의 정밀교정 과정이 종료되면 적녹시표를 투사시켜서 구면도수를 조정하도록 한다.

특별한 이유가 없다면 근시성 비정시 기준으로 저교정 처방이 원칙이다(적색바탕의 시표가 약간 더 선명한 상태). 원시성 비정시의 경우는 녹색바탕의 시표가 약간 더 선명한 상태에서 검사를 종료한다.

TIP 적녹검사를 시행할 때는 피검자에게 시표의 어느 쪽이 선명하게 보이세요? 라고 질문하면 안 되고 시표내의 어느 검정색 글자가 선명하고 진하게 보이는지를 물어봐야한다. 적녹시표 검사에서 어느 쪽의 글자가 선명한지 분간을 잘 못하는 피검자에게는 다양한 시력표 라인의 적녹시표를 보여줘서(점점 더 작은 숫자 시표) 검사를 진행하면 효과적이다.

ex 0.1 시력표 라인의 적녹시표 주시 → 0.6 시력표 라인의 적녹시표 주시 → 0.9 시력표 라인의 적녹시표 주시

⑱ 단안 검사의 마무리: 최종적으로 교정시력을 확인한다. 이제, **반대 쪽 눈에 대해서도 동일한 방법으로 ①번부터 ⑱번까지의 과정을 시행하도록 한다.**

TIP 양쪽 눈의 굴절검사를 마친 후, 간단하게 양안 융합상태를 체크할 수 있는 방법이 있다. 우선, 한쪽 눈이 가려진 단안 주시 상태에서 최대시력의 시표를 읽게 한다. 그러던 중에 예고 없이 눈가리개를 제거하고 양안 주시상태가 된 피검자의 반응을 살핀다. 예상되는 반응은 세가지 경우가 있다.

- 1번 반응: 눈가리개를 제거한 후에도 양안으로 거침없이 시표를 읽는다. 정상적인 양안시기능을 가지고 있을 확률이 높음.
- 2번 반응: 약간의 머뭇거림(약 0.5~1초 정도) 또는 순목 증상이 발생한 뒤 시표를 읽기 시작한다. 양안으로 주시할 때 즉각적인 시각적 반응이 약간 늦는 경우이다. 융합이 다소 불안정함.
- 3번 반응: 수초간의 시간 지연이 발생한다면 양안 단일시(융합)가 매우 불안정하다고 판단된다. 비정상적인 양안시 상태로 판단됨.

2) 십자시표를 이용한 구면도수 정밀검사법

원거리 적녹검사를 실시할 때 적색바탕과 녹색바탕에 있는 검정숫자의 선명도를 구분하기 어려워하는 환자의 경우는 잭슨크로스 실린더와 원거리 십자시표를 이용한 방법을 활용하자. 이 검사법은 잭슨크로스 실린더 검사 이후에 하는 것을 추천한다.

TIP 해외의 임상 검안의(optometrist)들은 적녹시표를 이용하여 구면도수를 정밀조정하는 방법에 대해서 대체로 회의적이다. 그 이유로 첫째, 경험상 검사결과가 overminus일 경우가 많기 때문이다. 둘째, 피검자의 개개인 눈 상태에 따라 색수차가 다르고 적녹시표의 주파장이 기준화 되어있지 않기 때문이다. 셋째, 인간의 눈은 적색계통의 색상을 볼 때 조절을 더 많이 하는 생리적 특성이 있고 노안에서 기타 문제(수정체의 변색, 동공축소)로 오차가 존재한다고 생각한다. 이 때문에 적녹검사를 크게 신뢰하지 않고 대신에 십자시표 검사를 선호한다.

십자시표 검사는, 우안을 먼저 검사한 후 좌안에도 동일하게 시행하면 된다.

① 피검자의 난시를 완전 교정 후 시력표 0.7 정도를 주시하도록 한다(운무상태).

② 크로스실린더의 붉은점(−)축을 피검자의 180도 방향으로 위치시킨다.

③ 원거리의 십자시표를 보게 한 후 수평과 수직 방향의 선 중에서 어떤 선이 더 선명하고 진하게 보이는 지 묻는다.

④ 수평선이 진하게 보인다면 수평과 수직선이 동일하게 보일 때까지 S−0.25 D 씩

도수를 증가하도록 한다. 수평과 수직선이 동일하게 보일 때가 완전교정 도수라고 판단하면 된다.

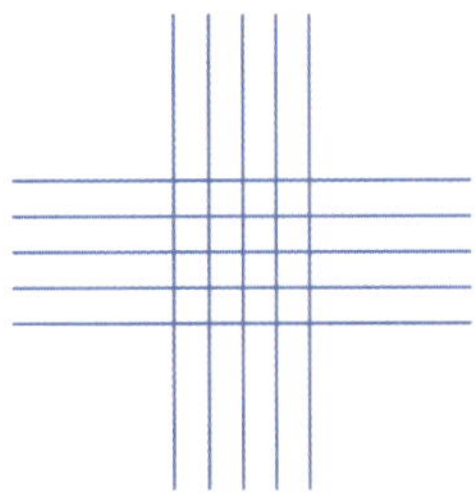

제 04장
양안조절균형 검사

1) 양안균형검사(양안조절균형검사)

(1) 목적

양안균형검사는 도수처방을 위해서 피검자의 조절을 최대한 이완시킨 상태에서 두 눈에 동일한 조절자극으로 양안의 조절이 균형상태가 되도록 하는 것에 목적이 있다. 양안균형검사는 두 눈의 조절이 최대한 이완된 상태에서 실시해야 하므로 운무도수를 장입한 상태에서 실시한다.

(2) 검사조건

- 양안 모두 교정시력이 0.9 이상이고, 좌우안의 시력차이가 없을 때 가능하다.

• 각막부정, 안매체 이상, 약시의 경우는 양안균형검사가 불가능하다.

(3) 검사원리

• 양안균형검사의 원리는 양안을 개방하고 양안에 S+0.75 D 정도 운무도수를 장입하여 단안검사 과정에서 개입된 조절을 풀도록 하는 것이다. 양안을 동시에 운무하면 단안검사에서 조절개입이 없었던 눈은 상측초점이 중심오목 앞쪽으로 이동하게 되어 시력이 떨어지게 된다.

• 단안검사에서 조절이 개입되어(근시 과교정, 원시 저교정) 중심오목에 선명한 상이 결상되었던 눈은 운무 후 개입된 조절이 풀어지면서 중심오목과 상대적으로 가까운 위치에 선명한 초점이 결상되어 시력이 좋게 나온다.

• 양안에 각 S+0.75 D 정도 운무했을 때 좌우안의 시력이 다르게 나오거나 시력표가 같은 선명도로 보이지 않는다면 단안검사 과정에서 개입된 조절량이 동일하지 않다고 판단 할 수 있다. 즉, 양안 운무 후 시력이 좋은 눈은 시력이 나쁜 눈보다 더 많은 조절이 개입되었다고 판단 할 수 있다.

(4) 검사방법

양안을 S+0.75 D 운무 후 각각의 시력과 선명도를 비교하여 시력이 더 좋은 쪽 눈이 그렇지 않은 눈보다 조절을 더 많이 하였다고 판정하여 **시력이 좋은쪽 눈의 구면렌즈를 (+)방향(근시안의 구면렌즈 감소, 원시안의 구면렌즈 증가)으로 조정한다.** 도수 조정과정에서 시력이 우수한 눈이 바뀌게 되면 우세안의 시력이 좋은 상태에서 검사를 종료한다.

TIP 최종적으로 조정하는 구면도수량은 2단계를 넘지 않도록 함(S±0.50 D 이하).

(5) 양안균형검사의 종류

양안균형검사 방법에는 운무법(교대차폐법), 편광시표를 이용한 방법, 로타리 프리즘을 이용한 방법, 편광 이색검사가 있다.

2) 다양한 양안균형검사법

(1) 교대차폐법(운무법): 가장 고전적이고 손쉽게 사용하는 양안균형검사법

최종 교정도수에 양안 동일하게 +0.75 D(구면렌즈)를 장입하여 대략 시력이 0.7정도가 되게 한다. 측정한 시력에서 두 줄 아래 시표를 보게 한다(ex. 양안 S+0.75 D를 부가하였을 때 시력이 0.7이면 0.5시표를 주시하게 한다).

먼저 좌안을 가리고 우안을 보게 한 다음 우안을 가리고 좌안으로 보게 한 후 선명도를 비교하게 한다. 선명하게 보이는 쪽 눈의 도수에 S+0.25 D씩 부가하여 양안이 같게 보이도록 만들거나 우세안 시력이 약간 더 좋은 상태에서 검사를 마친다.

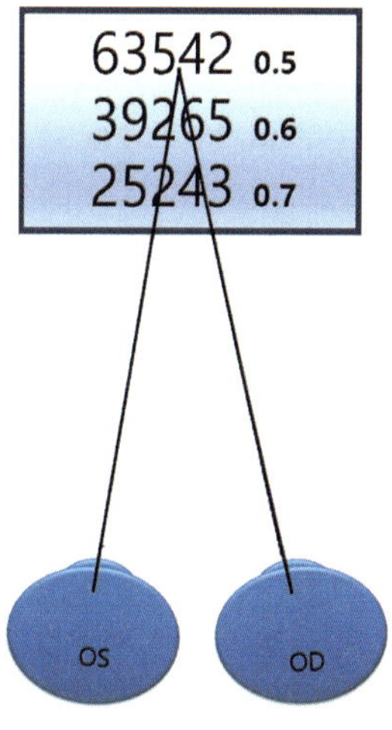

① 양안의 검사 값에 각 S+0.75 D를 가입하여 교정시력을 3단계 정도 떨어뜨린다. (대략 0.7 정도의 시력이 된다)

② 양안 검사창을 모두 개방시켜 숫자시표(대략 0.5 시표)를 주시하도록 한다.

③ 이제 차안자로 피검자의 좌우안을 교대로 가리면서 시표의 선명도가 차이가 있는지 확인한다.

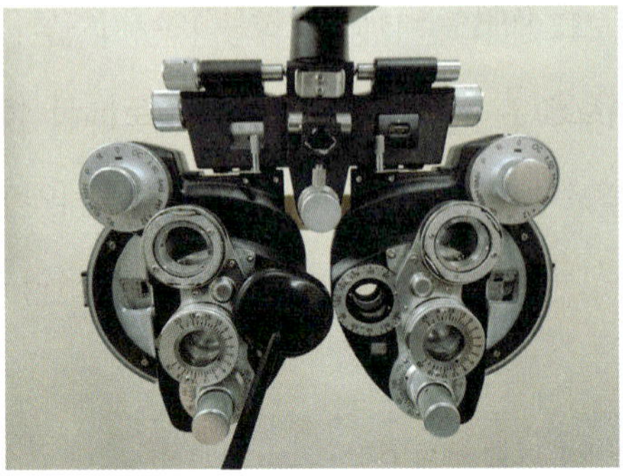
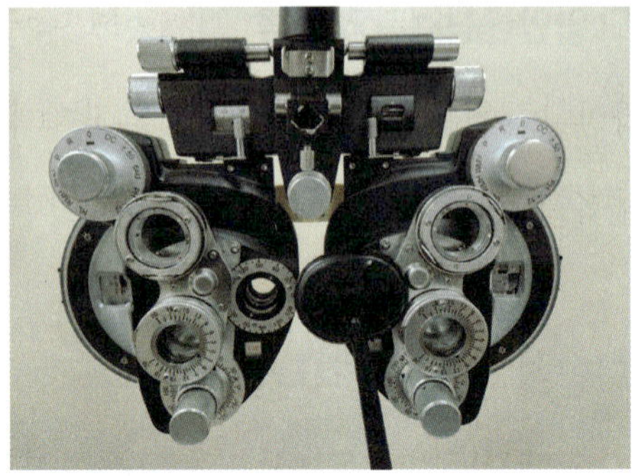

④ 좌우안에서 차이가 발생했다면 더 선명하게 보이는 눈에 S+0.25 D를 가입한다.

ex OD: S−2.25 D

OS: S−2.25 D인데 좌안이 더 선명하다고 하면 좌안을 S−2.00 D로 조정한다.

⑤ 차안자로 좌우안을 교대로 가려가면서 양안의 시력이 동일해질 때까지 반복 시행한다. 그런데 좌우안이 동일한 시력을 얻지 못하는 경우에는 우세안 시력이 약간 더 좋은 상태에서 검사를 종료한다.

TIP 본격적으로 굴절검사를 시작하기 전, 예비검사에서 우세안검사를 실시하였다. 우세안은 양안시 상태에서 주로 사용하는 눈을 말하며 오른손잡이, 오른발잡이는 우세안도 우측인 경우가 많다. 하지만, 그렇지 않은 경우도 있기 때문에 반드시 확인해야 한다.

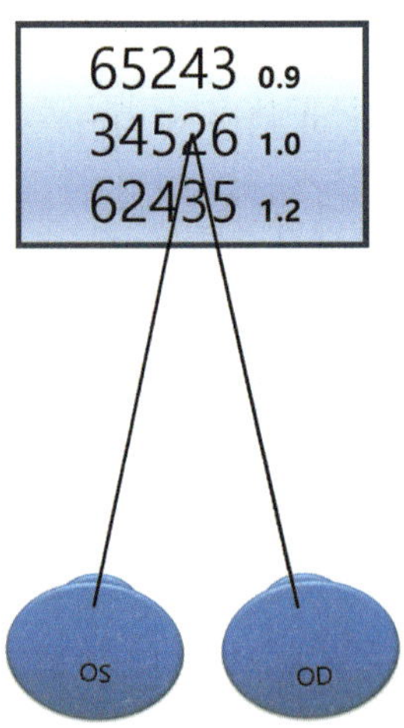

⑥ 양안의 시력이 비슷한 상태 혹은 우세안이 약간 더 좋은 상태에서 양안 동시에 S−0.25 D 단계로 구면도수를 가입하여 최대교정시력을 얻도록 한다.

(2) 로타리프리즘을 이용한 검사법(양안동시검사): 선명도 비교

눈의 수직 융합능력이 약하기 때문에 이를 이용한 방법이다. 눈의 융합능력을 저해하여 복시상태로 만들어 양안 동시에 선명도를 비교하는 검사 방법이다.

최종 교정도수에 양안 동일하게 S+0.75 D(구면렌즈)를 장입하여 시력이 대략 0.7 정도가 되게 한다. 측정한 시력에서 두 줄 아래 시표를 주시하게 한다(ex. 양안 S+0.75 D를 부가하였을 때 시력이 0.7 이면 0.5 시표를 보게 한다).

피검자의 우안과 좌안에 분리프리즘을 부가하여 시표가 상하로 분리되어 보이면 어느 시표가 선명한지 물어본다.

선명하게 보이는 시표의 눈에 S+0.25 D를 부가하여 상하의 시표가 동일하거나

약간 우세안 쪽이 선명하도록 만든다.

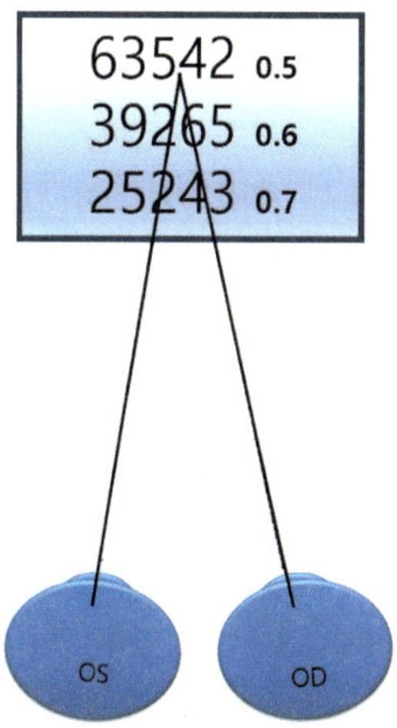

① 양안의 검사 값에 각 S+0.75 D를 가입하여 교정시력을 3단계 정도 떨어뜨린다(대략 0.7 정도의 시력이 된다).

② 양안을 모두 개방하고 숫자시표(대략 0.5 시표)를 주시하도록 한다.

③ 시표 가림판을 이용하여 한 줄 숫자시표(수평방향)만 보이도록 한다.

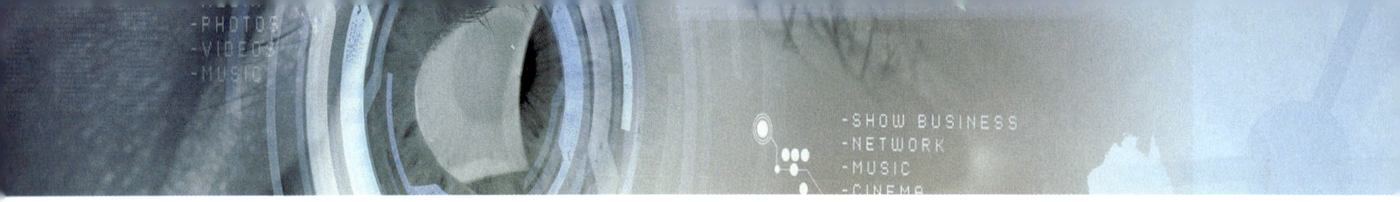

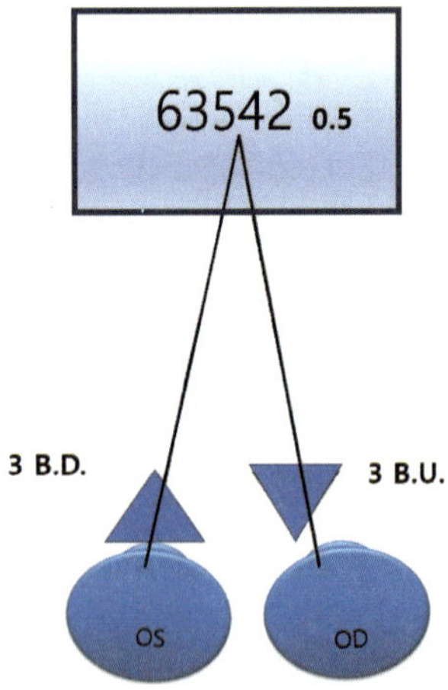

④ 양안 검사창 앞에 로타리 프리즘을 위치시킨다. 좌안에는 B.D. 3△을, 우안에는 B.U. 3△을 가입한다. 좌우안에 기저방향은 반대로, 프리즘 도수는 동일한 량을 가입시킨다(문헌을 참고하면, Base Up 프리즘이 안구를 하방으로 돌리게 하여 하전이 유도되고 그로 인해 조절이 발생할 수 있다고 한다. 그래서 Base Down 프리즘을 적극적으로 활용하여 조절을 최대한 배제시켜야 한다는 의견도 있다).

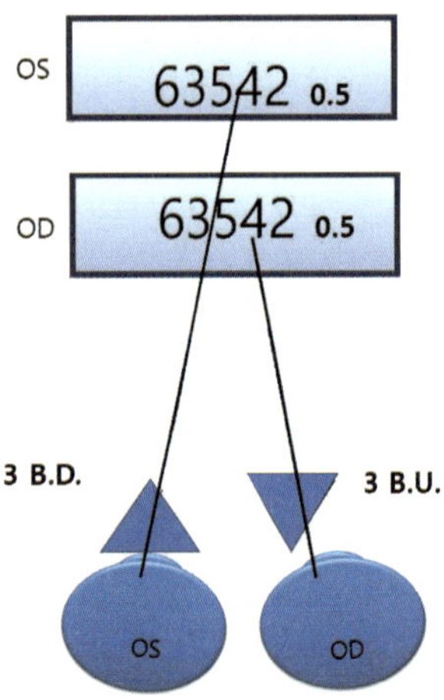

⑤ 피검자에게 수평방향으로 보이는 시표가 상하로 분리되어 두 개로 보이는지 물어본다.

위 그림과 같이 시표가 상하로 분리되어 보여야 한다.

그런데, 수직융합력이 강한 사람의 경우는 상하로 분리되어 보이지 않을 수 있다. 이때는 프리즘량을 더 부가하여 시표가 두 개로 분리되어 보일 수 있도록 조정한다. 만일 상하 두 줄의 시표가 수평방향으로 어긋나 보인다면 수평사위가 있다고 판단할 수 있다.

⑥ 아래 그림과 같이 상하로 분리된 시표에서 선명도 차이가 나는지 물어본다. 피검자가 아래쪽 시표가 선명하다고 대답한다면 우안에 조절이 개입되었음을 의미하기 때문에 우안 검사창에 S+0.25D 렌즈를 가입시킨다.

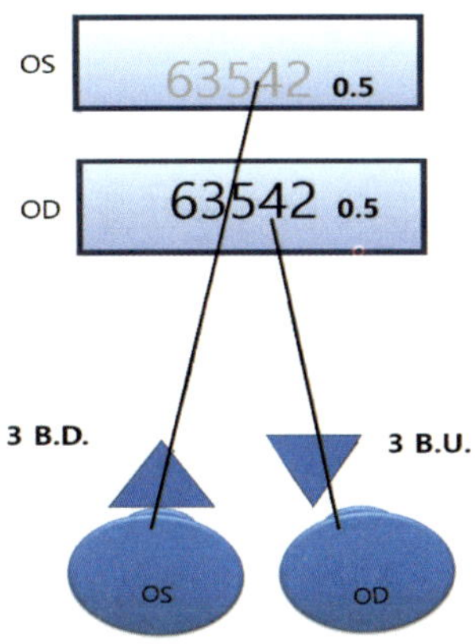

⑦ 양안 시력이 동일한 선명도와 시력을 보일 때까지 반복시행한다. 만일 좌우안이 동일한 상태를 얻을 수 없다면 우세안이 약간 더 선명한 상태에서 검사를 종료한다.

⑧ 이제 좌우안의 검사창 앞에 가입된 로타리 프리즘을 제거하고 시표 가림판도 제거하여 시력표를 주시하도록 한다. 양안 동시에 S−0.25 D 단계로 구면도수를 증가시켜 최대시력을 얻을 수 있도록 한다.

(3) 편광시표검사(양안 동시검사): 위아래 시표 선명도 비교

최종 교정도수에 양안 동일하게 S+0.75 D(구면렌즈)를 장입하여 대략 시력이 0.7 정도가 되게 한다. 2줄 편광시표를 보게 한다.

양안에 편광필터('PF', 'P')를 장용한다. 좌우안에 가입된 편광필터의 축이 서로 직각을 이루는지 확인한다.

선명하게 보이는 시표의 눈에 S+0.25 D를 부가하여 상하의 시표가 동일하거나 약간 우세안 쪽이 선명하도록 한다.

① 양안의 보조렌즈판을 모두 "P"로 조정하여 편광필터가 가입되도록 한다.

양안에 편광렌즈의 축이 서로 직각(45°와 135°)을 이루게 한다. 시표상의 45도와

135도로 편광되어진 같은 크기와 모양의 시표를 보게 되면 좌우안은 눈앞에 댄 편광렌즈의 축과 같은 방향의 시표만을 보게 된다. 검사자는 어느 쪽 눈에 어떤 각도의 편광렌즈 축이 들어갔는지, 어느 쪽 눈이 어떤 시표를 보고 있는지를 기억해야한다.

편광필터가 가입되면 시력이 저하되므로 기존에 소개했던 양안균형검사법처럼 S+0.75 D와 같은 운무도수를 가입하지 않아도 된다.

② 시력표 투영기에서 양안균형검사용 편광숫자시표를 투사시킨다.

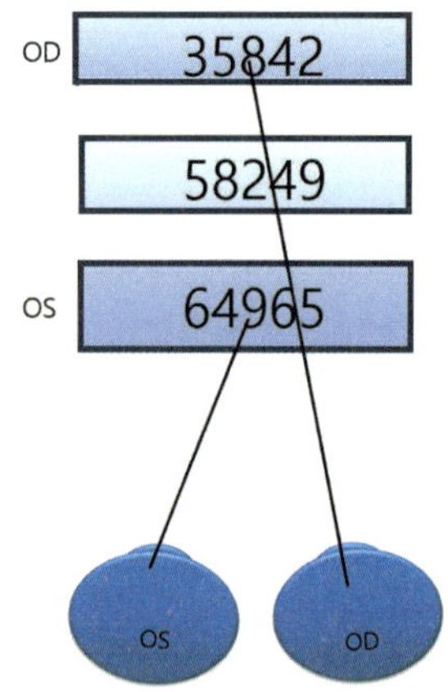

③ 수평방향으로 배열된 상하 세 줄의 시표에서 어느 시표가 더 선명하게 보이는 지 물어본다. 우안은 위쪽의 시표를 볼 수 있고 좌안은 아래쪽의 시표만을 볼 수 있다. 검사자는 피검자의 각 눈을 가려보아 어느 쪽 시표를 보고 있는지 확인하도록 한다.

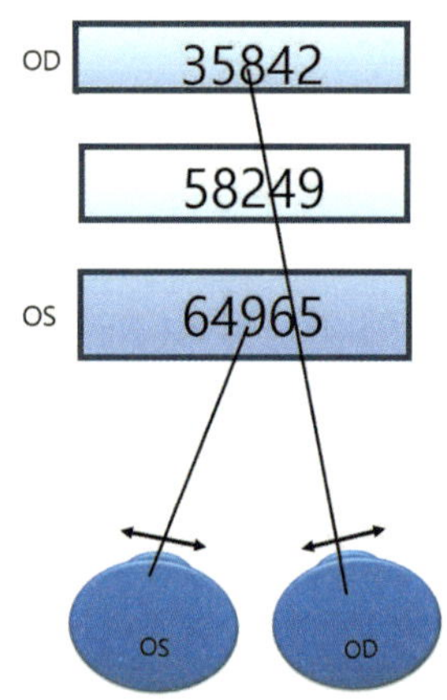

④ 위쪽과 아래쪽 두 줄의 시표에서 선명도가 차이 나는지 확인한다.

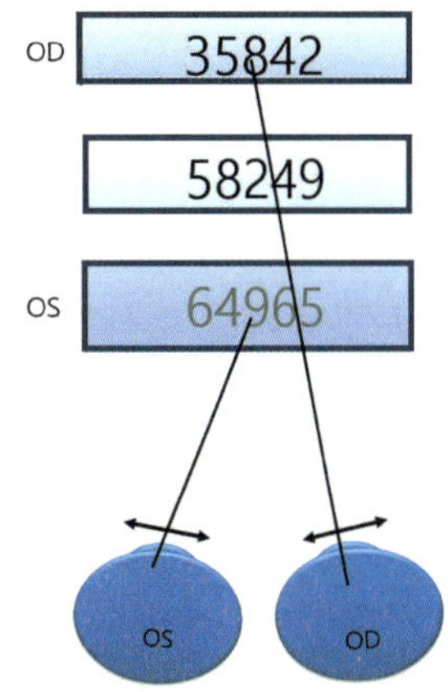

⑤ 시력의 선명도 차이가 있다면 더 선명하게 보인다고 하는 눈 앞에 S+0.25 D를 가입시킨다. 좌우안의 시력이 동일해질 때까지 계속한다.

만일 좌우안의 시력이 동일한 상태를 얻을 수 없다면 우세안의 시력이 약간 더 좋은 상태에서 검사를 종료한다.

⑥ 양안의 검사창을 모두 개방시키고 숫자시력표를 주시시킨다.

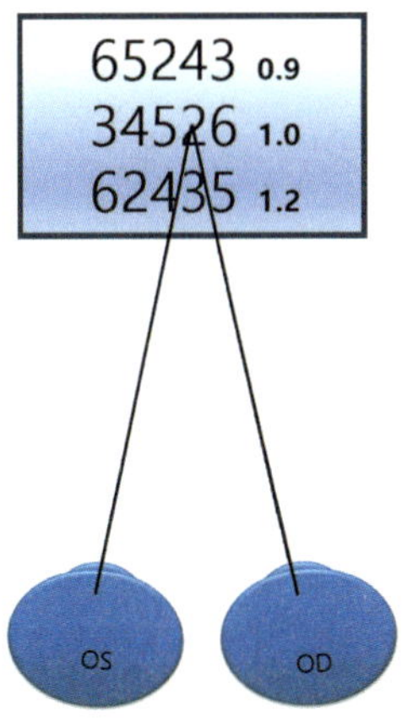

⑦ 양안 동시에 S−0.25 D 단계로 구면도수를 가입시켜서 최대시력을 얻을 수 있도록 한다.

(4) 편광이색 검사(양안 적녹시표를 이용): 양안조절균형검사와 구면도수 정밀교정 검사를 동시에 진행 가능

좌우안에 편광필터를 장용 후, 각각의 눈에 적녹시표를 보게 하여 구면도수 과교정 및 미교정 상태를 검사한다.

최종 교정도수에 양안 동일하게 +0.75 D(구면렌즈)를 장입하여 대략 시력이 0.7정도가 되게 한다.

양안에 편광필터('PF', 'P') 장용.
우안에는 수직방향의 녹색:6, 적색:9,
좌안에는 수평방향의 녹색:5, 적색:3 이 보이는지 확인한다.

4개의 시표안의 숫자가 모두 균등하게 검게 보인다: 좌우 균형이 맞는 것으로 판정
적색의 3, 9가 선명하게 보인다: 양안 저교정 상태임
녹색의 5, 6이 선명하게 보인다: 양안 과교정 상태임

① 좌우측 보조렌즈판을 모두 "P"로 조정하여 검사창에 편광필터를 가입시킨다. 좌우안에 가입된 편광필터는 축이 서로 직각을 이루는지 확인한다.

② 시력표 투영기에서 편광 적녹시표를 주시시킨다. 우안과 좌안의 편광축을 달리한 편광렌즈를 통해서 우안은 6과 9를 보게 되고 좌안은 3과 5 숫자를 보게 된다.

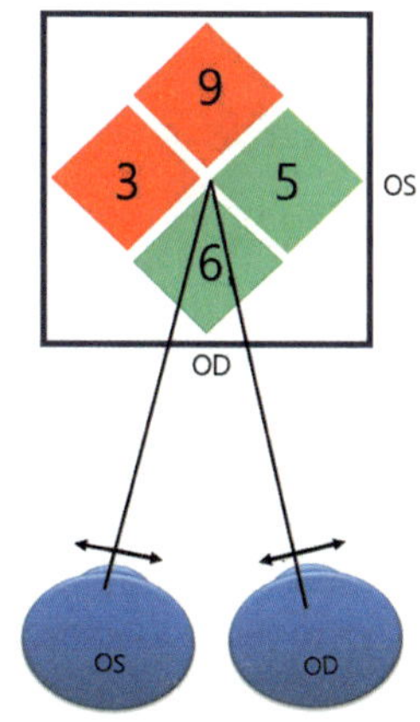

③ 우안을 가렸을 때 어느 쪽 시표가 보이지 않는지 피검자에게 물어본다.

만약, 수직방향의 적녹시표가 보이지 않는다면 우안은 수직 방향의 적녹시표를 보고 있는 상태이다.

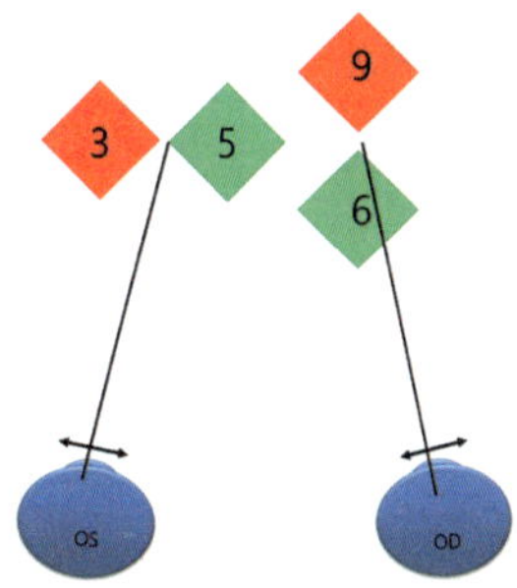

④ 피검자가 보고 있는 수직방향(9, 6 숫자) 적녹시표의 선명도 차이를 물어본다.

만약, 적색바탕의 시표가 더 선명하다고 하면 우안에 구면도수를 S-0.25D 단계로 증가시켜 적녹시표의 선명도를 균등하게 만든다.

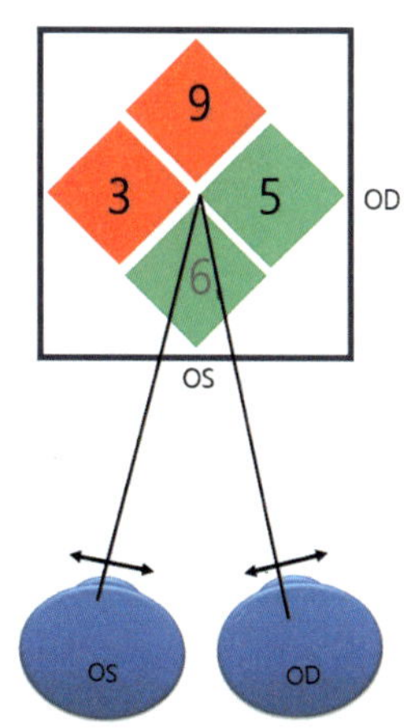

⑤ 피검자가 보고 있는 수평방향(3, 5 숫자) 적녹시표의 선명도 차이를 물어본다.

만약, 적색바탕의 시표가 더 선명하다고 하면 좌안에 구면도수를 S−0.25 D 단계로 증가시켜 적녹시표의 선명도를 균등하게 만든다.

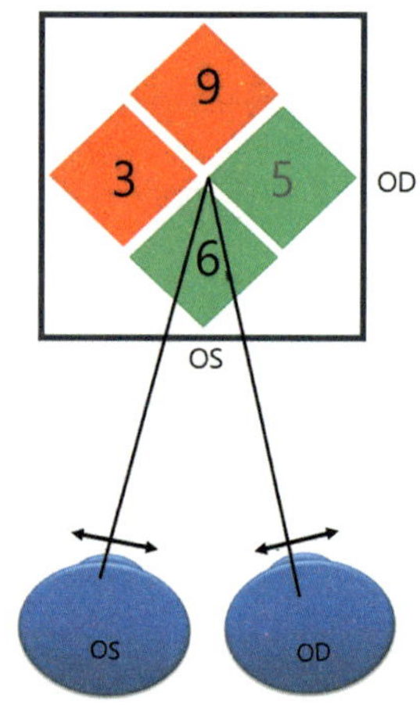

⑥ 적녹시표의 선명도를 균등하게 만들 수 없다면 수직과 수평방향 모두 근시성 비정시 상태(적색배경의 숫자시표가 약간 선명한 상태)에서 검사를 종료한다. 다만 원시성 비정시의 경우는 녹색배경의 숫자가 약간 더 선명한 상태에서 검사를 종료한다.

⑦ 이제 양안 검사창을 모두 개방하여 숫자시표를 투사시킨다. 양안 동시에 S+0.25 D와 S−0.25 D를 교대로 가입시키면서 최종 구면교정도수를 확인한다.

이 검사는 양안동시시 상황에서 좌우안의 조절균형검사를 하면서 동시에 각 눈에 대한 과교정, 저교정의 상태를 함께 파악할 수 있다는 장점이 있다.

제 05장

최종교정도수의 결정과 안경 적응의 문제 고찰

1. 최종교정 도수의 결정

좌우안 단안검사에서부터 양안균형검사까지 모든 검사가 마무리되었으면 이제 시험테에 최종교정 도수를 가입하여 장용검사를 시행한다. 이전에 맞춘 안경이 있다면 구안경과 현재의 처방안경을 교대로 비교하도록 하여 안경착용자 스스로 어떠한 차이점이 있는지 본인 스스로 느껴보게 한다. 성인의 경우는 가급적 이전의 처방 내용으로부터 크게 변화시키지 않는다.

TIP 인간의 뇌에는 뷰잉 스크린(viewing screen)이 존재하지 않고 신경계에서 형태, 색채와 같은 정보로부터 이미지를 구성해내고 과거 기억을 끊임없이 꺼내어 조합하여 사용한다. 그래서 우리 눈은 경험했던 시각환경이 변화되면 불편감을 느낀다.

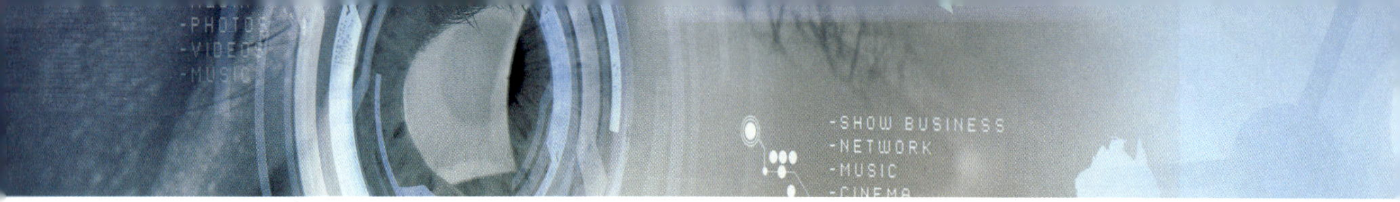

*시험테를 활용할 때 주의사항

시험테에 시험렌즈를 장입할 때는 항상 검사자가 시험렌즈의 도수를 확인 할 수 있어야 한다. 피검사자의 눈과 가장 가까운 곳부터 강한 도수의 구면렌즈, 약한 도수의 구면렌즈, 원주렌즈 순서대로 시험테에 장입해야 한다.

*장용검사

자각적 굴절검사에 의해 측정된 처방값을 시험테에 장입하여 걷거나 계단을 오르내리게 하여 위화감이 있는지를 확인한다. 안경을 착용하는 자에게 맞게끔 미세조정을 하는 것이다. 장용검사의 목적은 환자가 안경을 불편감 없이 편안하게 쓰게 하는 것이다.

2. 안경 적응의 문제에 대한 고찰

안경도수 적응 문제는 지극히 개인적이고 주관적인 영역이다. 즉, 안경의 적응력에 대해서는 겪는 사람마다 다르고 연령대마다 다르고 어떤 기준이나 가이드 라인이 없기에 대응이 쉽지 않고 클레임(claim) 상황에서 속수무책인 경우가 상당히 많다.

검사과정에서 실수가 없었고 나름대로 완벽한 가공과 피팅을 했는데도 막상 안경착용자가 안경에 적응하지 못해서 난감했던 상황이 있지 않은가? 연차가 높고 경력이 많은 안경사나 검안사도 이러한 경험이 많을 것으로 생각된다. 이 장에서는 안경의 적응력과 대뇌의 기능이 어떤 연관성이 있는 것인지 알아보고, 클레임 상황에서 과학적인 대처법에 대해서 생각해 보고자 한다.

(1) 안경 적응 능력과 관련된 요소

기존에 쓰던 구안경에서 새롭게 맞춘 안경이 변화가 생기면 예민하게 받아들이거나 즉각적으로 적응에 어려움을 겪는 이들이 있다.

먼저 대뇌 이야기를 하고자 한다. 안경의 적응에는 대뇌가 크게 관여하는데 인간의 대뇌에서 시각기능을 담당하는 곳은 후두엽이다. 여기에는 브로드만이라는 학자가 17, 18, 19번으로 구역을 구분하여 기능에 대해서 설명한 곳이 있는데 아래 그림을 참고하자.

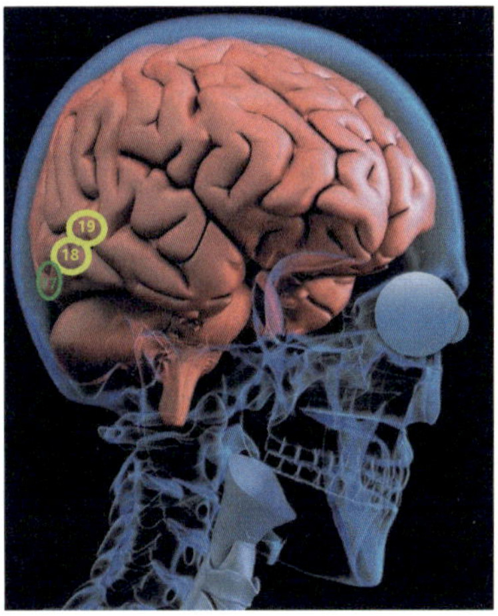

17번이라고 표시된 영역은 망막에 맺힌 초점 상을 보는 일차적인 시각 능력을 담당한다. 그런데 18번과 19번으로 표시된 영역은 조금은 더 고차원적인 시각기능을 수행하는데 기억, 인지, 이해 등의 종합적인 시각기능을 수행한다. 우리가 지각한 것을 완벽한 이미지로 구현하기 위해 신경계에서는 형태, 색채와 같은 일부 정보와 기존의 정보를 결합한다. 순간의 정보를 해석하고 즉각적으로 예상해 내기 위해서 기억을 끊임없이 꺼내서 사용한다. 즉, 과거에 내가 본 것에 대한 기억과 경험을 바탕으로 시각을 재구성하곤 한다. 만약 기존에 착용했던 안경으로 선명한 상에 대한 인지 및 기억이 생기면 그것이 기준이 된다. 그 이후에 생긴 시력에 대한 경험과 즉각적인 비교를 하게 된다. 그래서 새롭게 맞춘 안경이 조금 덜 선명한 느낌을 주거나 쾌적하지 않으면 어지럽다고(안과적 질환, ocular vertigo와는 다름) 표현하거나 적응에 어려움을 겪는다. 한참의 시간이 흘러도 적응하지 못하는 경우가 종종 있다.

① **나이:** 일반적으로 나이가 들어서 대뇌의 기능이 조금씩 감퇴하게 되면 안경의 도수 변화에 대한 적응력도 떨어지게 된다. 그래서 10대 학생보다 20대가 적응력이 떨어지고 20대보다는 30~40대가, 30~40대보다 중장년층, 노년층이 더 안경 적응에 어려움을 겪는다.

1) 어린이

어린이 저교정은 근시진행을 가속화 할 수 있어 완전교정이 추천된다. 어린이는 완전교정을 해도 위화감이 적고 빠르게 적응하는 편이다. 되도록 난시도 잔여량을 남기지 말고 완전교정을 해야 한다.

2) 어른(성인)

근시안 교정에 있어서 특별한 이유가 없다면(양안시 이상으로 인해 AC/A비를 고려한 도수 과교정 처방이라던지 등) 약간의 저교정을 원칙으로 한다.

비노인성 원시안이라면 안정피로를 느낄 때는 완전교정을 하고 안정피로가 없을 때는 완전교정을 하지 않는다(현성원시만 처방).

노인성 원시안은 볼록렌즈로 완전교정을 해주는 것이 좋다. 노화로 오는 시력저하를 볼록렌즈의 망막 상 확대효과로 보완해주기 때문이다.

약도의 난시안의 경우는 자각증상이 없고 시력이 좋다면 반드시 교정하지 않아도 되지만 시력저하와 안정피로를 느낀다면 교정한다.

강한 직난시와 도난시안은 난시 축방향을 되도록 바꾸지 않는다.

사난시안은 처음 안경을 착용할 때, 적응이 힘드므로 기간을 두고 천천히 축방향과 난시도수를 교정한다. 난시 교정도수를 조금 낮추고 구면도수 값을 조정하여 적응을 돕기도 한다.

② **시각 경험:** 과거 시각 기억 속에 없는 새로운 시환경을 경험하게 되면 적응에 어려움을 겪을 수 있다. 필자는 앞서 대뇌의 브로드만 영역을 설명하면서 브로드만 18, 19번 영역에서 기억과 경험, 인지 기능이 포함되는 고차원적인 시각기능이 이뤄진다고 하였다.

과거에 안경을 쭉 써왔던 사람의 경우에는 많은 양의 데이터가 뇌에 축적되어 있어서 안경 적응이 조금 더 쉬울 수 있다. 그런데 40대가 넘어서 처음 안경을 착용하는 자라던지, 수십 년 넘게 콘택트렌즈만을 써왔다가 안경을 착용하는 자 등 기존에 없었던 새로운 시야 경험을 하게 되는 자의 대뇌는 바뀐 시야 환경을 혼란스러워 한다.

③ **성격:** 안경 적응에 있어서 성격도 영향을 미치는 요인 중 하나이다. 일반적으로 성격이 예민하고 까칠한 사람일 수록 안경 적응력이 떨어진다. 그리고 성격이 급해서 측방시를 할 때 목 운동보다 안구를 급하게 움직이는 사람들은 안경의 어지러움을 쉽게 경험하게 된다(단초점렌즈도 측방부에는 수차가 많이 존재하여 왜곡이 많다). 이러한 이유로 정적인 사람보다 동적인 사람이 안경의 어지러움을 더 많이 겪는다.

④ **도수 변화:** 많은 안경사와 검사자 분들이 익히 알고 있듯이 도수변화는 안경의 적응을 어렵게 만드는 요소 중 하나이다. 도수의 변화는 보이는 시야 변화에 영향을 준다. 근시교정 안경은 상 배율이 축소되는 특징이 있다. 그리고 일정 도수 이상의 변화에서는 수차도 커지기 때문에 예민한 사람은 기존에 보아왔던 시야와 다른 차이점을 감지 할 수 있다. 근시도수의 변화보다 난시도수의 변화는 더욱 큰

수차의 변화가 있다. 각 방향마다 다른 배율을 보이고 시야의 왜곡이 크기 때문에 난시도수의 변화(특히 사난시의 교정은 왜곡이 큼)는 주의를 더 기울여야 한다.

도수 변화로 인해 어지러움을 겪는 사람들의 주된 호소는 "내 몸이 붕~떠보여요. 내 키가 작아보여요. 사물이 가까워보여요" 등이다.

만약에 이런 증상을 호소한 이가 새로운 도수안경에 적응을 못한다면 양쪽의 Oh를 동일하게 1~2 mm 정도 조금 내려주는 방법을 시도해보자. 코받침 지지대를 상방향으로 눌러주고, 코받침 간격을 넓혀서 Oh를 낮춰서 피팅한다. 시간이 흘러서 안경이 적응되고 나면 재방문 때 원상복구(재피팅)해준다. 근시교정안경을 쓰는데 도수가 높아진 사람은 기존 안경보다 높아진 도수로 인해서 걸을 때 바닥을 보는 시선(하방시)에서 Base Down 프리즘 효과가 커지게 된다. 이를 상쇄시키기 위해서 Oh를 내려서 Base Up 효과를 주면 그 증상이 감소되어 안경의 적응이 쉬워진다.

또 하나의 tip은 정확하고, 분명하게, 구체적으로 안경적응에 걸리는 시간과 시일을 언급하는 것이다. 안경사는 안경장용자에게 "매일 6~8시간 이상 새 안경을 착용하세요. 그러면 5~7일안에는 적응이 될 겁니다" 라고 이야기 한 것과 아무런 말도 하지 않은 것은 추후 큰 차이를 나타낸다.

⑤ **안경테의 사이즈, 형상 문제 :** 기존에 써왔던 안경도수에서 변화를 주지 않고 안경테만 바뀌었는데도 불구하고 새 안경이 어지럽다고 호소하는 경우가 있다.

이런 경우에는 첫째로 안경테의 형상(shape)이 바뀌었는지 확인해보아야 한다. 기존에 썼던 안경과 비교하여 림(rim)사이즈가 커졌거나 사각형 테에서 원형 스타일로 바뀌었거나 온테에서 반무테나 무테로 바뀌었을 경우에도 렌즈 주변부 수차 문제, 시선의 이동에서 오는 프리즘 효과로 인해 어지러울 수 있다.

⑥ **안경테의 피팅 문제** : 안경렌즈는 눈에서 거리가 멀어질수록 안경렌즈 주변부로 지나가는 시선이 많아지므로 왜곡수차에 의해 어지러움이 발생 될 수 있다. 코받침이 없는 안경을 쓰다가 코받침이 있는 안경테로 바꾸었거나 코받침 지지대를 조정하면서 정점간 거리가 멀어졌을 때 안경이 불편해질 수 있다. 혹은 안경의 경사각과 안면각이 변화되었을 때도 기존에 보고 경험했던 시야 경험이 갑자기 바뀌게 되므로 적응하는데 어려움이 생길 수 있다.

제 06장
근용 가입도검사

1. 근용가입도와 노안

근용 가입도 검사는 노안(presbyopia)으로 인해 조절력이 부족하여 근거리 시력이 저하되면 근용안경 처방을 위해서 진행하는 검사이다.

노안이란 나이의 증가에 따라 수정체 구조 변화와 섬모체근의 수축능력 부전으로 조절이 원활하지 못하는 것을 말한다. 안광학계의 조절력이 감소하게 됨으로써 근거리 시력이 저하된다. 근시, 원시, 난시 등 굴절이상과는 별개이다.

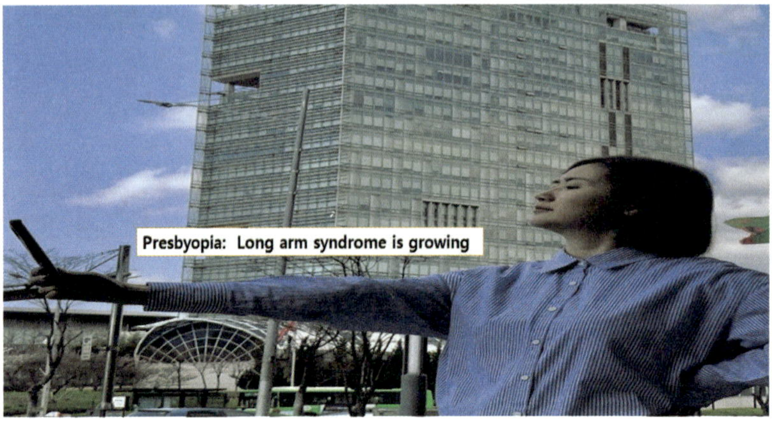

노안 환자 시습관의 예

*나이에 따른 섬모체의변화

노안 발생의 또 다른 원인으로 수정체의 노화를 꼽을 수 있다. 수정체는 일생을 거쳐 계속 분열하는데 수정체의 부피가 증가할 때 새로 생겨난 섬유는 수정체의 바깥 부분에 형성되고 기존에 존재한 섬유는 안쪽의 수정체 핵을 감싸게 된다(수정체의 형상 변화 능력이 감소되는 것).

2. 조절력

1) 조절에 대한 개념

- 조절(accommodation): 안광학계의 특성으로 수정체의 굴절력을 증가시켜 변화된 물체 위치에 따른 상을 망막에 결상토록 하는 기능
- 원점(far point): 조절휴지상태에서 망막 중심오목에 선명한 상을 맺는 외계의 물점 위치
- 근점(near point): 최대조절상태에서 망막 중심오목에 선명한 상을 맺는 외계의

물점 위치

- 원점거리 : 각막정점에서 원점까지의 거리
- 원점굴절도 : 원점거리의 역수
- 근점거리 : 각막정점에서 근점까지의 거리
- 근점도 : 근점거리의 역수

• 명시역(또는 조절역, range of accommodation) : 원점과 근점 사이의 범위, 볼 수 있는 범위

2) 조절래그

• 조절래그(lag of accommodation): 조절자극과 조절반응의 차이

사물을 주시할 때 필요한 조절량과 실제 발생하는 조절량에는 차이가 발생

• 조절자극(stimulus of accommodation): 명시하는데 필요한 조절로 주시하는 사물을 망막에 결상시키는데 필요한 조절의 변화량

• 조절반응(response of accommodation): 눈이 실제로 행하는 조절, 실제치, 사물을 주시할 때 실제 일어나는 조절량

3) 조절력 수치

• **돈더스(Donders)가 주장하는 조절력 평균수치**

나이	조절력(D)	나이	조절력(D)
10	14.00	45	3.50
15	12.00	50	2.50
20	10.00	55	1.75
25	8.50	60	1.00

나이	조절력(D)	나이	조절력(D)
30	7.00	65	0.50
35	5.50	70	0.25
40	4.50	75	0.00

- **듀안(Duan)이 주장하는 조절력의 평균수치**

나이	조절력(D)
10	13.4
20	11.2
30	8.7
40	5.8
50	2.1
60	1.2

- **호프스테터(Hofstetter)의 조절력 공식:** 오늘날 임상에서 참고되는 기준 공식

최대조절력 = 25 − 0.4 × 나이

평균조절력 = 18.5 − 0.3 × 나이

최소조절력 = 15 − 0.25 × 나이

나의 평균조절력 구해보기

➲ (   ) Diopter

3. 노안의 이해

수정체의 경화, 섬모체 및 섬모체 소대의 노화

노안과 별개로 시력 저하 요인 : 원시 증가, 황반변성, 백내장, 고혈압, 당뇨병 등

1) 노안의 단계

(1) 제1기 노안

- 초기 노안, 40세 초반, 조절력은 3.00~4.00 D 내외
- 근점이 30 cm 내외로 근거리 작업을 할 수 있으나 최대조절이 지속됨에 따라 쉽게 피로함
- 밝은 곳이나 어두운 곳에서 작은 활자 보기를 불편해함
- 약간 멀리 있는 글씨가 읽기 편하다는 자각 증상을 보임
- +1.00 D 내외의 볼록렌즈 안경으로 해결

(2) 제2기 노안

- 중기 노안, 40세 후반, 조절력은 2.00 D 내외
- 근점이 50 cm 내외로 50 cm 이내의 시력은 불량
- +2.00 D 내외의 볼록렌즈 안경으로 해결

(3) 제3기 노안

- 만기 노안, 55세 이후, 조절력 1.00 D 내외
- 근점은 1 m 이상

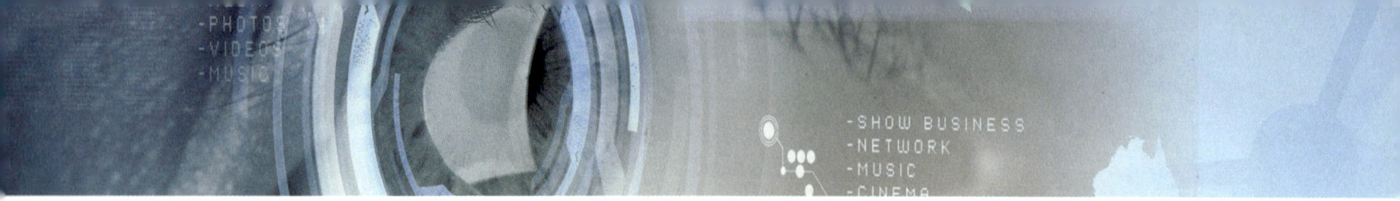

- 나안상태의 명시역(1 m~무한대)
- +3.00 D 내외의 볼록렌즈 안경 장용 시 명시역은 30 cm 내외임
- 눈 앞 30 cm~1 m 사이의 비명시역 존재

TIP 노안의 해결책은 근거리 위치에 따른 복수의 안경, 이중·삼중초점렌즈 안경, 누진다초점렌즈 안경 처방이다.

위의 단계는 굴절이상이 없는 정시안을 기준으로 구분한 것이다. 따라서 근시안과 원시안의 노안 진행단계는 굴절이상 정도에 따라 근용안경 처방 시기가 달라진다. 본인의 잔존 조절력을 모두 다 사용하는 것은 매우 피로하다. 최대조절력의 1/2 또는 2/3만을 사용하는 것이 편안하기 때문에 실제 근용안경처방은 보다 이른 나이에 이뤄진다.

4. 근용 가입도 검사의 시작

1) Push-up 측정법

① 우안을 먼저 검사한다. 원거리 굴절이상을 먼저 교정한다.

② 피검자가 근점 포인트 시력카드를 든다.

③ 충분히 밝은 조명 아래에서 검사를 진행한다.

근점 시력카드가 흐리게 보인다고 할 때까지 근점 시력카드를 서서히 피검자에게 접근시킨다. 흐린점이 나타난 지점에서 시력카드와 눈(교정안경)까지의 거리를 측정하고 도수로 환산한다.

④ 이제 우안을 가리고 좌안을 반복해서 실시한다.

2) Push-away 측정법

① 우안을 먼저 검사한다. 원거리 굴절이상을 먼저 교정한다.

② 충분히 밝은 조명 아래에서 검사를 진행한다. 피검자가 근점 포인트 시력카드를 최대한 눈 가까이로 접근시킨다.

③ 피검자가 선명하게 보인다고 할 때까지 서서히 근점 시력카드를 눈에서 멀어지게 한다. 시표를 선명하게 본 지점에서 시력카드와 눈(교정안경)까지의 거리를 측정하고 도수로 환산한다.

④ 이제 우안을 가리고 좌안을 반복해서 실시한다.

TIP Push-up, Push-away 검사시행 시 너무 빨리 또는 느리게 시표를 이동하면 결과가 달라지므로 주의한다.

**측정된 조절력으로 ADD 값을 구하기

전체 조절력에서 2/3를 부담없이 사용할 수 있다고 가정하고 아래 예시의 환자의 ADD를 구해보자.

ex 노안 환자의 전체 조절력이 1.50 D이고, 평소 작업거리가 40 cm라면 이 환자가 부담 없이 조절할 수 있는 양은 1.00 D 이고 이 환자의 근거리 작업에 필요한 ADD 도수는 1.50 D가 되는 것이다.

3) 자각식 최대시력 측정법(노안가입도를 결정하는 고전적인 방법)

① 최종 원용교정 굴절력을 장입한 상태에서 근거리 PD로 조정하고 조명은 최대한 밝게 조정한다. 환자 or 피검사자가 선호하는 근거리 작업거리에서 근점 시표를 위치시킨다.

② 근점 시표의 가장 작은 시표를 읽을 때까지 가입도를 양안에 S+0.25 D 단계로 증가시킨다.

4) 양성 및 음성 상대조절력검사의 균형에 의한 방법

*상대조절력 검사: 일정한 거리에 있는 시표를 양안선명시를 유지하며 주시할 때, 어느 정도 조절 수축하고 이완할 수 있는지를 측정하는 것(렌즈를 부가하여)

① 근거리 작업거리에서 근거리 시표를 주시하여 양성(실성)상대 조절력과 허성(음성)상대조절력을 검사한다. 이 방법은 40cm 거리에서 타깃이 이미 흐리게 보이는 환자에게는 적용이 어렵다.

② 시표가 흐려 보일 때까지(지속적인 흐림) 부가한 마이너스 도수(조절 수축시킴)를 실성상대조절(PRA: positive relative accommodation)이라고 한다. 이를 조절 수축 능력의 한계지점이라고 함.

시표가 흐려 보일 때까지(지속적인 흐림) 부가한 플러스 도수(조절 이완시킴)를 허성상대조절(NRA: negative relative accommodation)이라고 한다. 이를 조절 이완 능력의 한계지점이라고 함.

예를 들어 40cm 거리를 양안으로 볼 때 조절력이 2.50 D 라면 물체를 선명하게 볼 수 있지만 지속적으로 편안하게 보기는 어렵다.

③ 조절을 최대한 이완시키고(허성상대조절력) 조절을 최대한 수축시킬 때(실성상대조절력) 최대 수축과 최대 이완의 중간지점이 가장 편안하게 볼 수 있는 지점이다.

즉, (NRA+PRA)/2 가 필요가입도가 된다. 노안가입도 결정에 유용한 방법이다.

*실성상대조절력의 기댓값은 -2.37±1.00 D

허성상대조절력의 기댓값은 +2.00±0.50 D

TIP 상대조절력 값이 기대치보다 낮다면 융합버전스량이 적다고 추측할 수 있다. 예를 들어, PRA가 현저히 작다면 음성융합버전스(개산력)가 적다고 할 수 있다.

5) 크로스실린더법

① 환자의 일상적인 근작업 거리에서 4~5개의 수직선 및 수평선으로 구성된 격자 시표를 보게 한다. 조명이 너무 강하면 동공의 크기가 감소되어 인위적으로 만든 난시도를 초과할 정도로 초점심도가 증가할 수 있기 때문에 시표의 조명은 너무 밝지 않은 상태에서 시행한다.

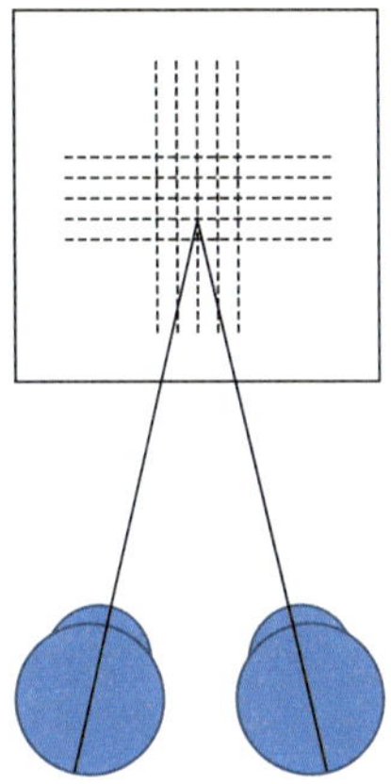

② 양안으로 시표가 선명하게 보이는지 확인하고 시표가 흐려 보인다면 선명히 보일 때까지 충분한 (+)렌즈 굴절력을 가입시킨다.

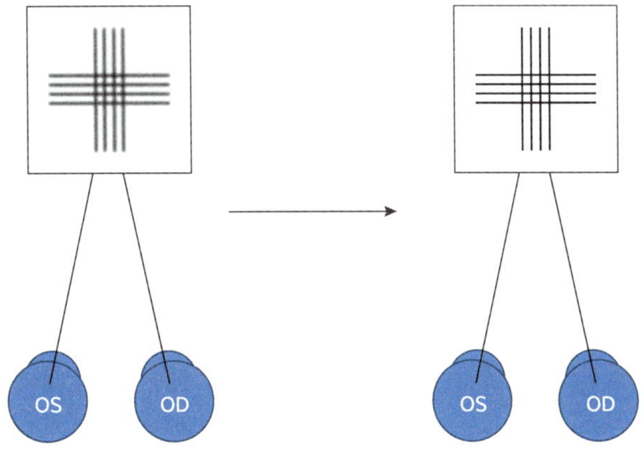

③ 수직선과 수평선의 선명도가 똑같아 보이는지 좌우안을 교대로 가리면서 확인한다. 만약에 수직과 수평선의 선명도가 균등하지 않다면 다른 방법으로 가입도를 측정한다.

④ 수직과 수평선이 균등한 선명도를 보인다면 포롭터의 좌우측 보조렌즈판을 "±0.50 D" 으로 조정하여 근용가입도 검사용 크로스실린더를 가입시킨다.

근용 가입도 검사용 크로스실린더 붉은점(−)축이 수직방향으로 가입된다.

즉, 수직방향에는 (+)굴절력이, 수평방향에는 (−)굴절력이 가입된다. 전초선이 수평방향이고 후초선이 수직방향에 위치하는 인위적인 난시 상태를 만든다.

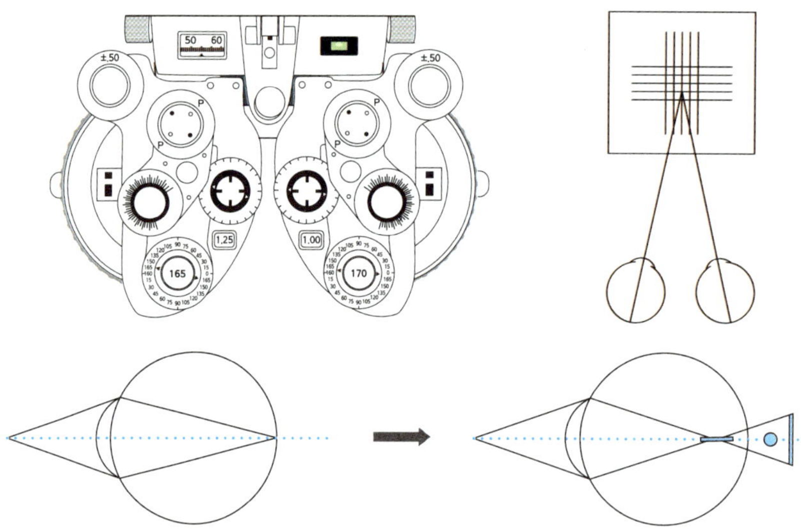

⑤ 먼저 단안 가입도를 측정하고 그 다음 양안 가입도를 측정한다.

좌안을 가리고 우안으로만 시표를 보도록 하고, 수평선과 수직선의 선명도를 비교한다. 수평선이 수직선보다 더 진하고 선명하게 보인다면 (+)구면굴절력 S+0.25 D를 증가시켜 처음으로 수직선이 수평선보다 선명하게 보이는 상태에서 검사를 종료한다.

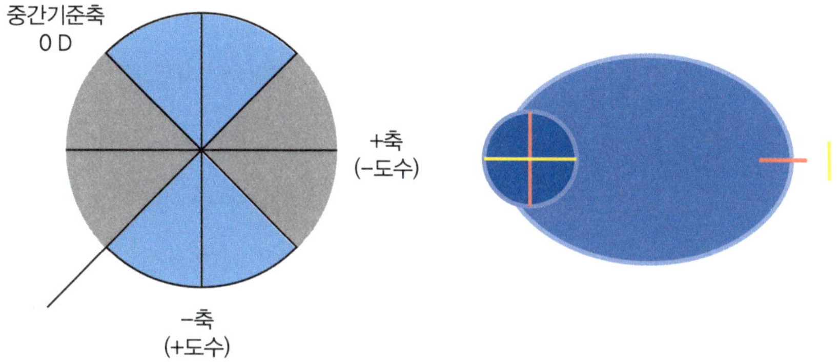

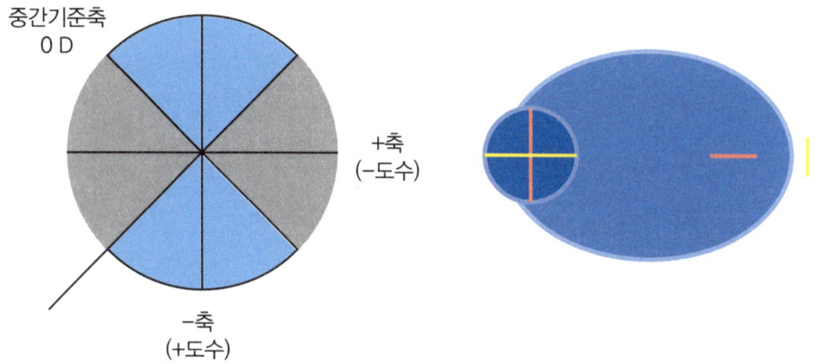

⑥ 이제 우안을 가리고 좌안만 시표를 보도록 하고, 수평선과 수직선의 선명도를 비교 시킨다. 수평선이 수직선보다 더 선명하게 보인다면 (+)구면 굴절력 S+0.25 D 단계로 증가시켜서 처음으로 수직선이 수평선보다 선명하게 보이는 상태에서 검사를 종료한다.

⑦ 좌우안 각각 단안으로 볼 때는 처음으로 수직선이 수평선보다 더 선명하게 보이는 상태에서 융합이 가능하도록 양측의 검사창을 모두 개방시키고 양안으로 주시하도록 한다.

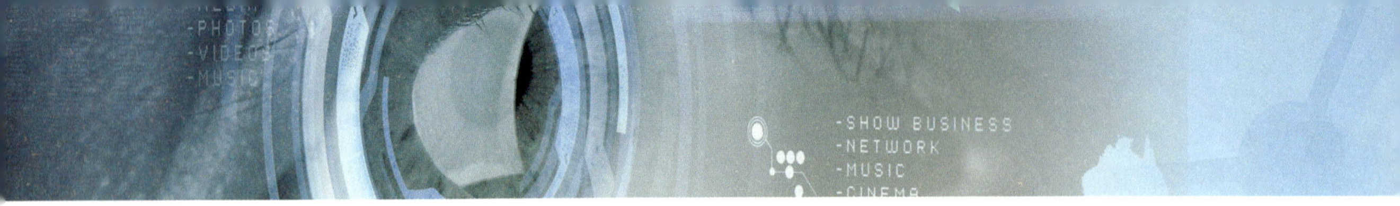

⑧ 어느 방향의 선이 더 선명하게 보이는 지를 물어본다. 대부분 수직방향의 선이 더 선명하다고 대답할 것이다. (+) 구면굴절력을 S+0.25D 단계로 감소시키면서 수직선과 수평선의 선명도가 균등해지도록 조정한다.

⑨ 이 상태에서 원용 자각식굴절검사에 덧붙여진 (+)도수가 양안 크로실린더 검사법으로 측정된 잠정적인 가입도이다. 이 가입도는 양안이 최대굴절력의 1/2 ~ 2/3 정도만 사용하면서 편안한 시력을 갖도록 해준다.

6) 최종적으로 가입도 결정시에 고려사항

1) 일상적인 근작업 거리

① 피검자의 일상적인 근업 거리를 측정한다. 조절력이 작을수록 근작업 거리가 더욱 결정적인 요인이 된다. 편안한 자세로 습관적인 근작업 거리를 유지하라고 지시한다. 피검자가 눈을 감고 자세를 취하는 것도 좋은 방법이다.

② 일상적인 근거리 작업의 특성을 파악한다. 근거리 작업 시간이 매우 길거나, 작업에 있어 시각적인 정밀도가 크게 요구된다면 작업거리마다 근용안경이 필요하다.

③ 최종적으로 처방하기 전에 근용도수를 가입시키고 선명하게 볼 수 있는 범위와 중간에 선명하게 볼 수 없는 범위를 스스로 깨닫도록 한다.

2) 근거리 시작업의 특성

① 근거리 작업의 종류를 확인한다. 근거리에서 지속적으로 아주 선명한 시력을 요구하는 사람인지? 아닌지? 확인해야 한다.

② 근거리 작업 특성에 맞는 렌즈의 종류를 결정한다. 단초점렌즈, 바이포칼렌즈, 누진다초점렌즈 안경 중에서 가장 적합한 유형을 결정한다.

3) 환자의 육체적인 특성

① 일반적으로 팔이 긴 사람은 팔이 짧은 사람보다 근용가입도가 낮은 편이며, 반대로 팔이 짧은 사람은 더 높은 가입도가 요구된다.

② 건강하고 육체적인 활동을 많이 하는 사람은 더 작은 양의 가입도가 요구된다.

③ 근거리 작업 시 쉽게 안정피로를 느끼는 사람은 더 높은 가입도가 요구된다.

4) 근거리 작업 시 조명도

조명이 밝으면 아주 세밀한 근거리 작업을 향상시켜 준다. 동공축소로 인해 초점심도가 증가하고 대비도(contrast)가 증가되기 때문이다. 근거리 작업 시 조명 수준을 묻고 적절한 조명 상태를 추천한다.

5) 가입도의 변화량

① 가능한 노안 가입도를 약하게 처방한다. 가입도가 낮을수록 왜곡 없이 볼 수 있는 시야 범위가 증가한다.

② 가능한 이전의 가입도와 0.50 D 이하로 변화시킨다. 급격한 가입도의 변화는 안경적응을 어렵게 한다.

③ 가입도의 변화량이 크면 습관적인 근거리 작업에 영향을 준다. 가장 큰 변화는 선명하게 보이는 시야범위가 줄어드는 것이며, 이로 인해 불편을 느낄 수 있다. 충분한 기간 동안 가입도를 서서히 증가시키면 이러한 변화를 잘 느끼지 못한다.

* 인간의 시각기능에서 "선명시"를 가능하게 하려면

⇒ 굴절이상 교정(근시, 원시, 난시) + 조절이상 교정 + 노안교정을 수행

굴절검사의 시작

AR을 이용한 검사 시작

제1단계

- AR에서 나온 도수를 **S+(C/2) 계산식**에 넣어서 나온 값에 운무도수를 더함

  ex AR측청치가 S-1.50 C-0.50 ax180으로 나왔다면

  -1.50 + -0.25 = -1.75 ⇒ 최적구면굴절력(BVS): S-1.75D

  ⇒ S-1.75에 운무도수 S+3.00을 더하면

  이 환자의 최초장입굴절력 값(S+1.25D) ⇒ 0.1~0.2시표 정도

AR을 활용한 최초장입도수 구하기

제2단계

환자에게 최초장입도수를 장입하고 0.1 시표를 보게 함

최초장입굴절도수에서 서서히 구면굴절력을 0.25D 단계로 증가시켜 시력을 향상시켜 나감

제3단계

0.5 시표는 읽을 수 있고 0.6 시표는 완벽히
못 읽어낼 때(근시성 복난시 추정) 방사선 시표를 보게 함

- 구면 도수 만으로 0.5-0.6 시표를 읽을 수 없는 경우에는(강도수의 난시안) AR or 구안경 도수에서 검출 되는 원주렌즈 도수 값의 절반을 장입하고 방사선 시표를 보게 함

방사선시표를 보기 전에
반드시 환자(피검자)의 눈은 **근시성 복난시**여야 함

제4단계

시력표 투영기를 이용하여 난시 검사용
부채살 시표를 투사시키고 난시 검사

제5단계

> 특별히 선명하게 보이는 선이 있다고 대답하면
> 몇 시 방향이 선명한지 확인

- 난시를 교정 할 (-)원주렌즈의 축 방향:
  선명하게 보이는 선의 시간을 나타내는 숫자에 30°를 곱한 값

제6단계

> 환자에게 가장 선명하게 보이는 것과 양쪽으로 인접한 선을
> 바라보도록 하고 두 선 중에서 어느 선이 더 선명한지 확인

ex 2~8시 방향의 선이 가장 선명하게 보임

1시와 3시 방향 중에서는 1시 방향의 선이 더 선명할 시,

⇒ **원주축: 45°와 60° 사이**

제7단계

원주축을 정확한 방향

(2시 방향이 제일 선명하게 보였다면 60° 방향)으로 맞춤

⇓

환자에게 가장 선명하게 보이는 선을 바라보도록 함

⇓

원주도수를 -0.25D 가입시킴

- **원주도수가 -1.00D 이상부터는**
  C-0.50D 증가할 때마다 S+0.25D 씩 장입하여
  최소착란원 위치가 망막 뒤로 이동하지 않도록 함

제8단계

원주 굴절력을 증가시킬 때마다 가장 선명하게 보이는 선이

회전된다면 원주축이 정확하지 않은 상태

- 원주교정 도수가 증가되는 과정에서 (피검자가) 선명한 선이 회전한다고 말한다면 어느 방향으로 선이 회전했는지 확인하도록 하자. 검사자는 피검자가 말하는 선명한 선(시방향)이 움직이는 회전 방향과 반대 방향으로 원주축을 조정해주면 된다.

제9단계

모든 선의 선명도가 똑같아질 때까지
원주 굴절력을 -0.25D단계로 증가시킴

제10단계

모든 선의 선명도가 동일하게 보이는 상태에서 시력표
투영기의 숫자 시표(대략 0.5시표)를 투사시킴

최대시력이 나올 때까지
구면굴절력을 -0.25D 단계로 증가시킴

제11단계

적녹시표를 투사시킴

⇓

적,녹시표가 균등하게 선명하게 보일 때 또는
녹색바탕의 시표가 약간 더 선명하게 보인다고 할 때까지
구면굴절력을 -0.25D로 증가시킴

제12단계

크로스실린더를 검사창 앞에 위치시키고,

시력표 투영기의 점군시표를 투사시킴

이때 교정원주축이 회전되지 않도록 주의!

제13단계

먼저 교정 원주축을 정밀하게 검사!

- 교정원주축과 크로스실린더의 손잡이("A"마크)가 **동일한 방향**이 되도록 조정
- 점군시표를 보도록 하고 크로스 실린더의 손잡이를 이용하여 렌즈를 반전시키며 **반전 전후의 선명도를 비교함**

제14단계

크로스실린더의 반전 전후에 시표의 선명도에
차이가 있다고 대답 시
⇓
더 선명하게 보인다고 하는 상태로 크로스 실린더를 위치시킴

- 크로스실린더의 적색점(-축방향)위치를 확인하고
  교정원주축을 크로스 실린더의 적색점 쪽으로 5~10° 정도 회전시킴

제15단계

교정원주축을 이전과 반대방향으로 회전시켜야 하는 경우
5° 정도 또는 처음 변화량의 절반정도를 회전시킴

- 크로스실린더의 반전 전후에 시표의 선명도가 동일해질 때까지 반복
  - 반전 전후 시표의 선명도가 동일한지 물었는데 빠르게 응답하지 못하고 머뭇거리면서 다시 한번 보여달라고 하면 ⇒ **선명도가 거의 비슷한 상태임을 의미**
  - 모든 검사가 정확하게 이루어졌다면 방사선시표로 결정된 원주축이 크로스실린더 검사로 결정된 원주축과 **±15° 이상 차이 나지 않음**

제16단계

교정 원주굴절력을 정밀하게 검사

- 교정원주축과 크로스실린더의 마이너스 축이나 플러스축이 동일한 방향이 되도록 조정함
- Trial Lens Set에서는 빨간점 또는 흰점 부분이 교정원주축과 동일한 방향이 되도록 함

제17단계

점군시표를 보도록 하고 크로스실린더의 손잡이를 이용하여
렌즈를 반전시키며 반전 전후의 선명도를 비교함

제18단계

크로스실린더의 반전 전후에
시표의 선명도에 차이가 있다고 대답 시

⇓

더 선명하게 보인다고 하는 상태로 크로스실린더 위치

⇓

크로스실린더의 **적색점(마이너스 축)과 백색점(플러스 축)**
중에서 어느 점이 교정원주축과 일치하는지 확인

- 교정원주축과 크로스실린더의 적색점(마이너스 축)이 일치 했을 때, 더 선명하게 보이면 **원주굴절력을 -0.25D 증가시킴**
- 교정원주축과 크로스실린더 백색점(플러스 축)이 일치 했을 때, 더 선명하게 보이면 **원주굴절력을 +0.25D 증가시킴**

크로스실린더의 반전 전후에 시표의 선명도가 동일해질 때까지 반복

제19단계

검사창 앞에서 크로스실린더를 제거하고
시력투영기의 적녹시표를 투사시킴

구면 굴절력을 조정하여 적녹바탕의 시표가 동일하게 보이도록 조정

- 교정원주축과 크로스실린더의 적색점(마이너스 축)이 일치 했을 때,
  - **근시성 비정시(난시포함)인 경우:**
    적색바탕의 시표가 약간 더 선명하게 보이는 상태로 만듦
  - **원시성 비정시(난시포함)인 경우:**
    녹색바탕의 시표가 약간 더 선명하게 보이는 상태로 만듦

제20단계

단안 검사의 마무리 단계

- **우측 보조렌즈판**을 "OC"로 조정하여 우안을 가리고
  좌측 보조렌즈판을 "O"로 조정하여 좌안으로 시표를 볼 수 있도록 함
  ⇒ 좌안에 대해서도 동일과정을 반복함

눈 검사의 기본 순서

* 문진 ⇒ 시력검사(도수교정으로 시력교정이 안되면 안질환 의심) ⇒ 외안부, 전안부 검사 ⇒ 투광체, 안저 검사 진행

시력저하의 종류

시력저하를 호소하는 공통적인 표현들 ⇒ 잘 안 보인다, 뿌옇다, 희미하다, 안개 낀 것 같다.

***점진적 시력저하의 case**

안경교정 가능	⇒	굴절이상, 조절이상, 노안
안경교정 불가능	⇒	각막변성(원추각막 등) 수정체(백내장) 개방각녹내장, 유리체 혼탁(비문증), 당뇨망막병증, 고혈압망막병증, 망막색소변성증, 노인성 황반변성

***급격한 시력저하의 case**

통증, 충혈 無	⇒	망막박리, 망막부종, 망막출혈 유리체 출혈, 시신경이상, 뇌이상
통증, 충혈 有	⇒	폐쇄각녹내장, 각막외상, 각막염, 이물질, 급성시신경염, 중등도 건성안

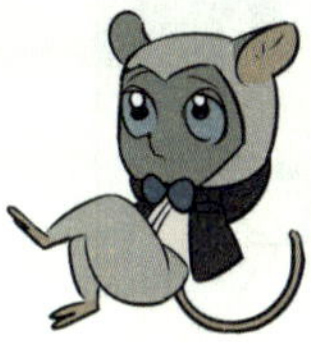

안경 쓰면 눈이 자꾸 나빠지나요?

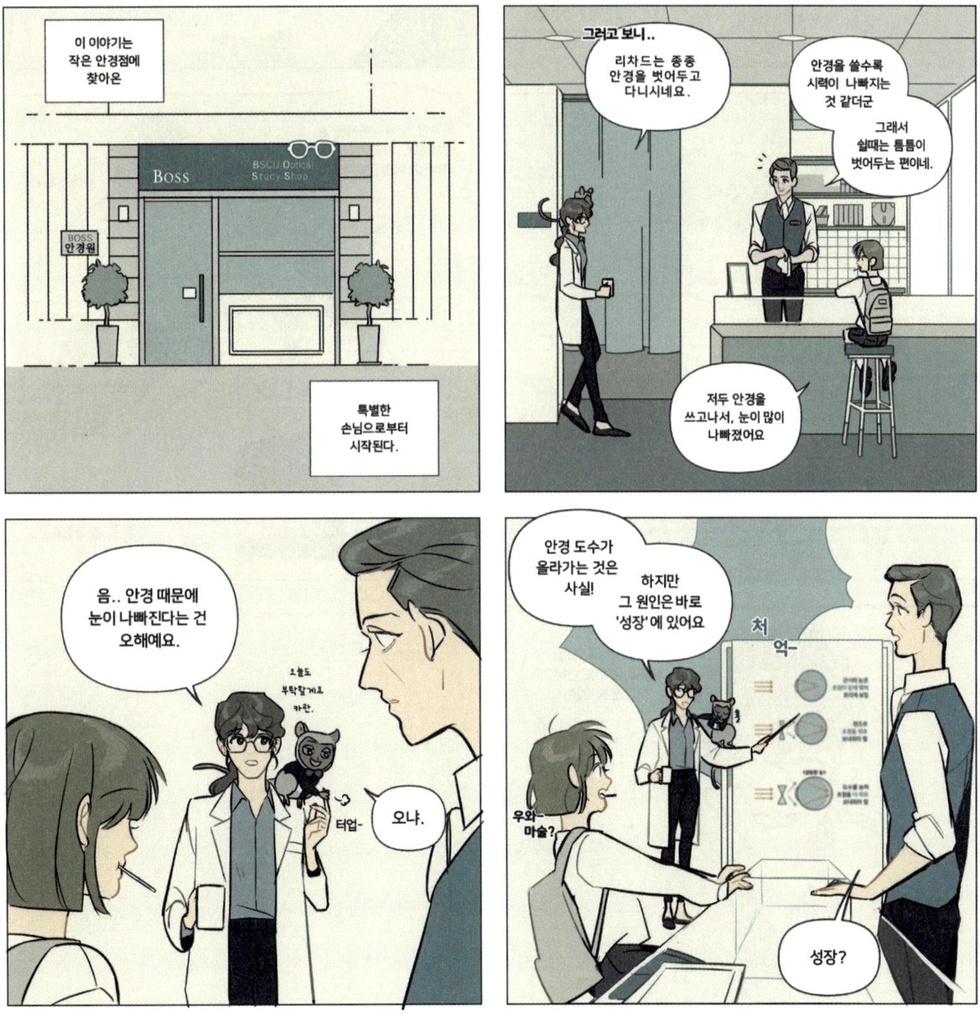
이 이야기는 작은 안경점에 찾아온
BOSS
BSCU Optical Study Shop
BOSS 안경원
특별한 손님으로부터 시작된다.
그러고 보니..
리차드는 종종 안경을 벗어두고 다니시네요.
안경을 쓸수록 시력이 나빠지는 것 같더군
그래서 쉴때는 틈틈이 벗어두는 편이네.
저두 안경을 쓰고나서, 눈이 많이 나빠졌어요
음.. 안경 때문에 눈이 나빠진다는 건 오해예요.
오늘도 부탁할게요 카란.
터업-
오냐.
안경 도수가 올라가는 것은 사실!
하지만 그 원인은 바로 '성장'에 있어요
처억-
우와- 마술?
성장?

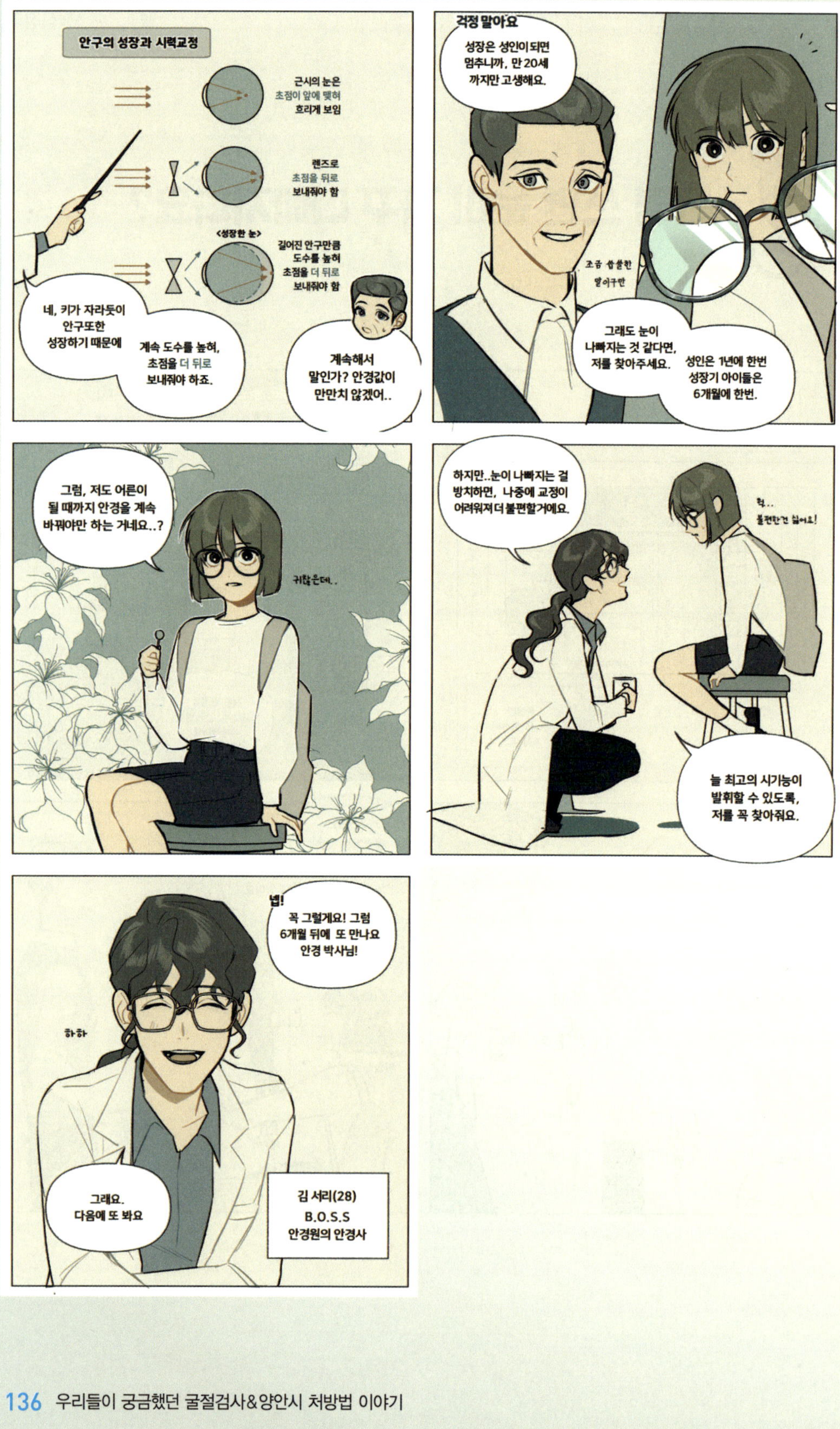
안구의 성장과 시력교정
근시의 눈은 초점이 앞에 맺혀 흐리게 보임
렌즈로 초점을 뒤로 보내줘야 함
<성장한 눈>
길어진 안구만큼 도수를 높혀 초점을 더 뒤로 보내줘야 함
네, 키가 자라듯이 안구또한 성장하기 때문에
계속 도수를 높혀, 초점을 더 뒤로 보내줘야 하죠.
계속해서 말인가? 안경값이 만만치 않겠어..
걱정 말아요
성장은 성인이 되면 멈추니까, 만 20세 까지만 고생해요.
조금 씁쓸한 말이구만
그래도 눈이 나빠지는 것 같다면, 저를 찾아주세요.
성인은 1년에 한번 성장기 아이들은 6개월에 한번.
그럼, 저도 어른이 될 때까지 안경을 계속 바꿔야만 하는 거네요..?
귀찮은데..
하지만..눈이 나빠지는 걸 방치하면, 나중에 교정이 어려워져 더 불편할거에요.
헉..
불편한건 싫어요!
늘 최고의 시기능이 발휘할 수 있도록, 저를 꼭 찾아줘요.
넵!
꼭 그럴게요! 그럼 6개월 뒤에 또 만나요 안경 박사님!
하하
그래요. 다음에 또 봐요
김 서리(28)
B.O.S.S
안경원의 안경사

국가고시 대비 예상문제

01. 원거리 시력측정 방법으로 올바른 검사 순서는?

가. 원거리시력측정	나. 5 m 거리에서 0.1시표를 읽을 수가 없어 거리 이동
다. 지수시력측정	라. 안전수동시력 측정
마. 광각시력측정	바. 맹

① 가-나-다-라-마-바 ② 가-다-나-라-마-바
③ 마-가-나-다-라-바 ④ 가-라-나-다-마-바
⑤ 가-나-라-다-마-바

02. 색수차를 이용한 자각적 검사방법은?

① 크로스실린더 검사 ② 적녹검사 ③ 프리즘을 이용한 검사
④ 편광시표를 이용한 검사 ⑤ 핀홀렌즈를 이용한 검사

03. 안구에서 수평방향과 수직 방향의 만곡도가 다르기 때문에 망막에 맺히는 상이 수평, 수직방향의 경선에서 각각 다른 도수를 보이는 굴절이상은?

① 근시 ② 난시 ③ 노시 ④ 가성근시 ⑤ 원시

04. 안구에서 굴절이상을 결정하는 요인이다. 옳은 것으로 짝지어진 항은?

가. 각막의 굴절력	나. 수정체의 굴절력	
다. 안축장의길이	라. 가시홍채직경	마. 황반변성

① 가 ② 가, 나 ③ 가, 나, 다
④ 가, 나, 다, 라 ⑤ 가, 나, 다, 라, 마

05. 핀홀에 대한 설명으로 맞는 것을 모두 고르시오.

① 핀홀은 굴절교정 전, 후에 언제든 사용해도 된다.
② 안질환의 종류를 쉽게 알 수 있다.
③ 핀홀의 크기가 클 수록 초점심도가 향상된다.
④ 정시안은 핀홀장용 시 시력변화가 없거나 약간 감소한다.
⑤ 근시안은 초점심도 증가와 눈의 수차감소로 시력이 향상된다.

06. 가성근시의 치료법으로 옳게 짝지어진 항은?

가. 볼록렌즈 장용법	나. 마이너스 렌즈 장용법
다. 망원훈련, 수정체 체조법	라. 프리즘렌즈 장용법

① 가, 다　② 가, 나, 다　③ 가, 라
④ 가, 나, 라　⑤ 가, 나, 다, 라

07. 각막난시 중 정난시와 부정난시에 대한 설명이다. 틀린 것은?

① 플라시도각막계 모양이 불규칙하게 휘어진 부정원형으로 보이면 부정난시고 타원형으로 보이면 정난시 중 직난시이다.
② 부정난시는 각막곡률계(Keratometer)를 이용하여 난시도와 난시축을 측정 할 수 있다.
③ 부정난시는 각막의 염증이 외상에 의해 생긴다.
④ 부정난시의 경우는 하드콘택트렌즈를 장용하면 시력을 상당히 회복시킬 수 있다.
⑤ 각막표면이 울퉁불퉁한 부정난시는 플라시도각막계를 이용하여 검출할 수 있다.

08. 어떤 피검자의 케라토미터측정치는 다음과 같다.
(K) 43.75 D at 180°
43.00 D at 90°
그리고 굴절이상 교정값은 S−2.25 C−1.50 ax 90이다. 이 사람의 잔여난시는?

① −0.75D ax 180　② −0.75D ax 90
③ −1.50D ax 90　④ +0.75D ax 90
⑤ 답 없음

09. 난시에 관한 설명으로 틀린 항목은?

① 난시 눈의 최소착란원이 크면 난시도는 크다.
② 도난시의 처방은(SC -표기) 축이 90도 이다.
③ 원시성 복합난시안은 전초선이 수평방향이면 도난시이다.
④ 전초선과 후초선이 길거나 그 간격이 크면 난시도가 크다
⑤ 근시성 복합난시안은 전초선이 수평방향이면 도난시이다

10. 다음 난시에 대한 설명 중 맞는 것은?
① 도난시는 30-60도 방향에 강주경선이있다.
② 혼합난시는 시력장애가 심하다.
③ 안정피로는 난시도가 심한 경우에 더 많이 나타난다.
④ 최소착란원이 망막에 맺힐 때 물체의 형태변화가 심하다.
⑤ 직난시는 수직 방향에 강주경선이 있다.

11. 다음 중 노안을 가장 빨리 느끼는 눈은?
① 원시 ② 정시 ③ 근시 ④ 난시 ⑤ 부동시

12. 난시교정 과정에서 원주렌즈의 축방향 검사 시 방사선시표가 2시와 8시 방향선이 가장 진하게 보였다면 교정 (-)원주렌즈의 축방향은?
① 30° ② 60° ③ 15° ④ 90° ⑤ 120°

13. S+1.00 D로 완교정되는 원시안이 3 D의 최대조절력을 가지고 있다. 이 사람이 나안으로 볼 수 있는 명시역은?
① 눈 뒤 1 m ~ 눈 앞 50 cm
② 무한대 ~ 눈 앞 25 cm
③ 무한대 ~ 눈 뒤 25 cm
④ 눈 뒤 33 cm ~ 눈 앞 25 cm
⑤ 무한대 ~ 눈 앞 20 cm

14. -2D 렌즈로 완전교정되고 최대조절력이 3D인 사람이 -2D의 교정안경을 착용하였다. 이 사람의 명시역은?
① 눈 뒤 1 m ~ 눈 앞 33 cm
② 무한대 ~ 눈 앞 33 cm
③ 무한대 ~ 눈 뒤 25 cm
④ 눈 뒤 33 cm ~ 눈 앞 25 cm
⑤ 무한대 ~ 눈 앞 20 cm

15. 최대조절력이 4 D인 정시안 피검자가 선명히 볼 수 있는 근점은?
① 눈 뒤 33 cm ② 눈 앞 33 cm ③ 눈 앞 50 cm
④ 눈 앞 40 cm ⑤ 눈 앞 25 cm

16. S-1.00 C+2.00 ax 30도로 교정되는 혼합난시안이 있다.

1) 최소착란원을 망막에 이동시켜 주는 구면렌즈 굴절력은? (   )

2) 후초선을 망막에 이동시켜 주는 구면렌즈 굴절력은? (   )

3) 방사선 시표를 보았을 때 선명하게 보이는 방향은 몇 시 방향인가? (   )

4) 교정렌즈 축 방향은? (   )

17. 자각굴절검사기의 열공판에 대한 설명이다. 옳지 않은 것을 고르시오.

① 시력저하의 원인을 자세히 알 수 있다.

② 난시의 축 방향을 검사할 수 있다.

③ 난시유무를 확인할 수 있다.

④ 열공판의 방향이 교정렌즈의 축 방향이다.

⑤ 난시안의 경우 초점심도가 향상되어 선명하게 보인다.

18. 란돌트환 1.0 시표의 전체 폭과 틈 간격은 몇 mm인가?

(   )

19. 다음은 열공판으로 난시를 교정하는 상황이다. 옳지 않은 설명은?

최대 구면굴절력렌즈로 교정시력이 0.8이었다. 난시 미교정이 있음을 추측하고 열공판을 사용하였는데 열공선이 45도 방향에 위치하였을 때 시표의 선명도가 향상하였다.

① 원주렌즈 축방향을 45도로 하고 난시도수를 높여 나간다.

② 원주렌즈 축방향을 135도로 하고 난시도수를 높여 나간다.

③ 열공판 테스트를 사용 할 때는 부챗살 시표를 사용한다.

④ 열공선 교정방향이 근시안의 약주경선 방향과 일치한다.

⑤ 동공이 매우 작은 경우에는 효과가 없을 수 있다.

20. 크로스실린더법에 의해 근시성 도난시안의 축방향을 정밀검사 할 때 크로스 실린더의 손잡이 기준축을 90°에 위치시키고 반전 한 결과, 반전 전후 시표의 비교 선명도가 100°방향에 붉은점이 위치할 때 선명하다고 했다. 다음 동작으로 알맞은 것은?

① 원추축을 95°로 바꾼 후 반전검사를 계속한다.

② 원추축을 85°로 바꾼 후 반전검사를 계속한다.

③ 정확한 축방향은 95°이다.

④ 정확한 축방향은 100°이다.

⑤ 정확한 축방향은 85°이다.

21. 크로스실린더를 이용하여 교정된 원주렌즈의 축의 정밀측정을 하려고 하면 원주렌즈 교정 축방향에 크로스실린더 렌즈의 어느 지점을 일치시키는가?

① 경선에 관계없음

② (+)와 (−)축을 교대로

③ (−)축

④ (+)축

⑤ 중간기준축

22. 크로스실린더에 관한 설명으로 틀린 것은?

① 굴절력이같은 (+),(−)원주렌즈의 축방향이 직교한다

② 운무 상태에서 실시한다.

③ (−)원주렌즈 축은 붉은점으로 표시되었다

④ (+)원주렌즈 축은 흰점또는 검정점으로 표시되었다.

⑤ 손잡이 부분의 굴절력이 0 Diopter이다.

23. 양안의 굴절력 차이가 심할 경우에 발생되는 약시는?

(   )

24. 크로스실린더법에 관한 설명 중 틀린 설명은?

① 크로스실린더 검사 직전 눈의 상태는 양주경선이 망막에 균형을 이루어야 한다
② 난시축방향 정밀검사에서 반전검사 후 되돌아 올때는 5도 정도 씩 되돌아 온다.
③ 난시축방향 정밀검사에서 반전검사 후 되돌아 올때는 15도 정도 씩 되돌아 온다.
④ (−)원주렌즈 축(빨간점)은 플러스 도수가 분포해있다.
⑤ (+)원주렌즈 축(흰점)은 마이너스 도수가 분포해 있다

25. 크로스실린더법에 관하여 틀린 설명은?

① 시표는 방향성이 없는 점군시표, 환시표, 문자시표 한개를 사용한다.
② 크로스실린더법은 구면굴절이상이 완전교정 된 후 하는 것을 원칙으로 한다
③ 난시축방향과 도수를 정밀하게 교정 가능하다.
④ 반전 후 약 1초간 시표를 보게 한다.
⑤ 반전은 최대한 천천히 한다.

26. 근시안에서 교정굴절력이 양안 S−3.00 D, 교정시력이 좌우안 각각 1.0이었다. 운무법 (S+0.75 D)을 이용한 양안균형 검사를 실시한 결과 다음과 같았다.
R: S−2.25 D: 시력 0.5
L: S−2.25 D: 시력 0.7
방법: 왼쪽 눈의 시력이 0.5가 될 때 까지 (+)구면렌즈를 가입하였고
S+0.50 D가 추가 장입되었을 때 좌안 시력이 0.5가 되었다.
최종 교정도수 값은?
(   )

27. 원시안에서 교정굴절력이 양안 S+2.50 D, 교정시력이 좌우안 각각 1.2 이었다. 운무법(S+0.75 D)을 이용한 양안균형 검사를 실시한 결과 다음과 같았다(우세안: 오른쪽).
R: S+3.25 D: 시력 0.5
L: S+3.25 D: 시력 1.0
방법: 왼쪽 눈의 시력이 0.5가 될 때 까지 (+)구면렌즈를 장입한다.
S+0.25 D를 추가 장입하였을 때 시력이 0.8이었고, S+0.25 D를 추가 장입하였을때 시력이 0.6, S+0.25 D를 추가장입한 상태에서 시력이 0.4 였다면,
최종교정도수 값은?
(　　　　　　　　　　　　　　　　　　　　　)

28. 근용 가입도를 구하기 위한 검사가 아닌 것은?
① 크로스실린더법
② 상대조절력 균형 검사
③ 자각식 최대시력 측정법
④ Push away법
⑤ 방사선 시표검사

29. 50세인 "을"의 교정굴절력: S −5.00D, 조절력 1.50D이다. 원용 S−5.00, Add +2.00D의 다초점렌즈를 사용하였을 때, ① 명시역과 ② 불명시역은 각각 어떻게 되는가?
① (　　　　　　　　　　　　　　　　　　　　　)
② (　　　　　　　　　　　　　　　　　　　　　)

30. 원용 S−4.50, Add +2.00D의 다초점렌즈를 착용하는 자의 근용도수는?
(　　　　　　　　　　　　　　　　　　　　　)

답안

1. ①
2. ②
3. ②
4. ③
5. ①, ④, ⑤
6. ①
7. ②
8. ②
9. ⑤
10. ⑤
11. ①
12. ②
13. ①
14. ②
15. ⑤
16. 1) 0 2) +1.00 3) 4시 2) 120도
17. ①
18. 7.5 mm, 1.5 mm
19. ②
20. ①
21. ⑤
22. ②
23. 부등시성 약시
24. ③
25. ⑤
26. 우안: S−3.00 D, 좌안: S−2.50 D
27. 우안: S+2.50 D, 좌안: S+3.25 D
28. ⑤
29. ① 무한대~ 28.5 cm까지 봄, ② 28.5 cm 안으로는 못 봄
30. S−2.50 D

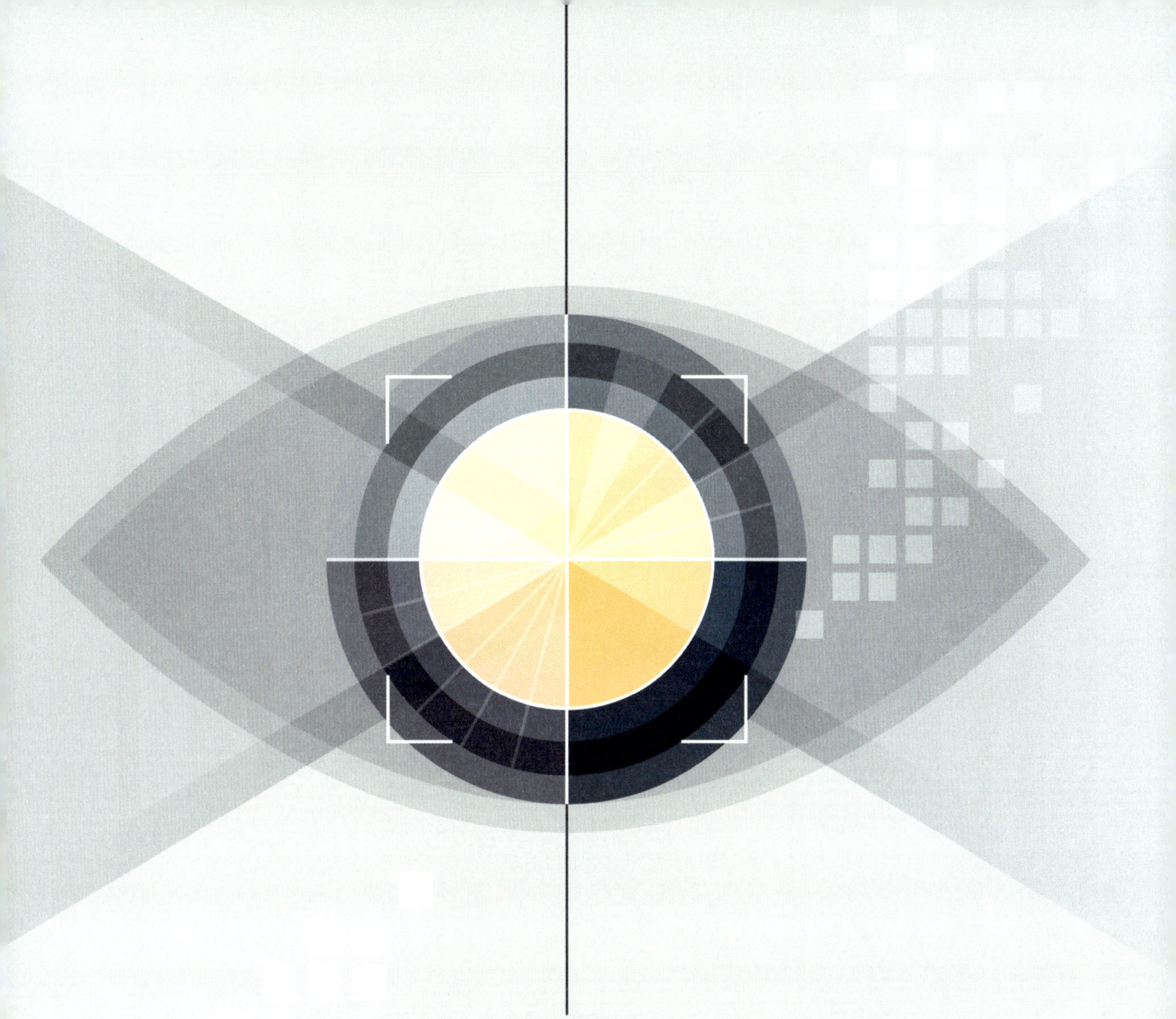

제3부

양안시검사와 처방

제 01장
양안시기능

1. 양안시기능의 정의와 목적

양안시기능은 두 눈이 협조하여 단일시와 선명시를 편안하게 수행 할 수 있는 기능을 말한다. 눈의 융합, 조절기능과 감각기능이 양호해야 "편안한 시생활"이 가능하고 양안시기능이 건강하다고 할 수 있다.

우리가 흔히 알고 있는 사시안(strabismus)은 대표적인 양안시기능 이상이다. 사시는 두 눈이 정렬되어 있지 않고 서로 다른 지점을 바라보는 편위안이다. 의학적 이상으로 진단되는 사시는 외안근의 밸런스가 심하게 무너져서 외관상으로 누구나 쉽게 알 수 있다. 눈의 위치가 한쪽으로 치우친 사시는 병원에서 수술로 안위 정렬을 치료받지만 사시 전(前)단계인 잠복성 사시(=사위, phoria)는 병원에서 수술, 약물, 처치

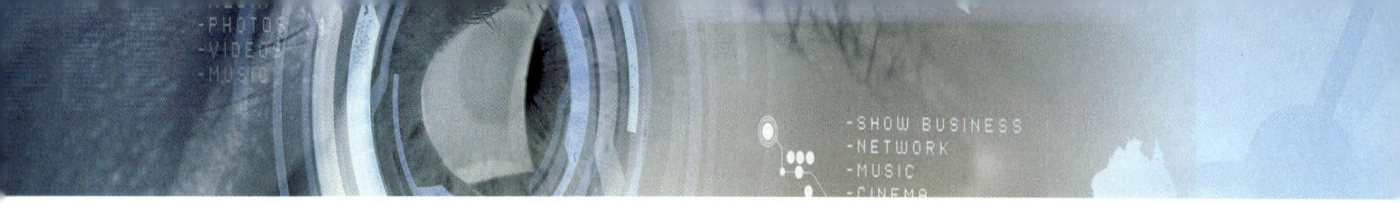

등으로 치료가 불가능하다. 사위는 안구 근육의 힘이 어떤 이유에 의해서 과도한 상태 or 부족한 상태로 양안의 밸런스에 문제가 생기는 눈이다. 사위안의 조절기능과 융합 기능을 측정한 후 부족한 근육의 힘을 특수안경렌즈로 보정하거나(프리즘 안경처방) 안구 근육훈련(시훈련)으로 충분히 해결 가능하다.

흔히 양안시검사 및 처방은 굴절검사와 별개로 생각하기 쉬우나 그렇지 않다. 굴절 검사의 연장선이자 안경 도수 처방을 정확하고 편안하게 하기 위한 최종목표로 가는 필수적인 과정이다. 광학적으로 교정도수만 검출한 굴절검사 결과값과는 달리 조절과 폭주, 융합력 등 양안시기능 데이터가 고려된 도수처방은 안근의 편안함과 양안시력의 향상에 기여하고 근육의 피로에서 오는 안정피로를 줄일 수 있다.

양안시기능 검사 및 처방은 북미지역에 검안사(optometrist) 제도가 탄생한 이래로 거의 100년 가까이 루틴(routine)으로 시행되어온 기술 중에 하나로 사위안을 프리즘 렌즈로 처방과 시훈련으로 교정해왔다. 양안시 검사와 처방은 오랜 기간 동안 과학적으로 많은 연구와 실험 데이터가 쌓이고 정립되어 완성된 학문이자 임상 기술이다. 한편 한국 안경사의 현행 업무는 주로 조제가공과 굴절검사인데 검사는 원용, 근용 교정 안경처방에 국한된다. 이러한 이유로 아직 양안시 검사 및 처방이 한국 실정에 맞지 않는다고 생각할 수 있고 생소하게 느낄 수 있다. 그런데 양안시기능 검사 및 분석을 하면 생각보다 얻어지는 이득이 많다. 굴절검사에서 발생한 오류, 이유를 알 수 없는 크레임(claim) 문제, 안경에 대한 부적응 등 많은 난제들의 해답을 얻을 수 있기 때문이다. 그리고 무엇보다도 양안시기능 검사와 처방이 중요한 것은 시생활의 질을 떨어뜨리고 시작업의 집중력을 저하시키는 사위안, 양안시기능 이상안을 해결할 수 있는 유일한 길이라는 점이다.

한국도 삶의 질이 높아지고 소비자의 눈높이가 상향됨에 따라 단순히 “선명한 시력” 만을 고려한 도수처방 기술만을 배우고 활용하는 것은 한계에 다다랐다고 생각한다.

기존의 패러다임을 넘어서 "편안함"과 "쾌적함" 시생활을 고려한 고차원적인 시각기능(안구근육 밸런스, 대뇌의 집중력) 학문에 대한 관심과 배움의 열정이 중요한 때라고 생각한다.

〈양안시기능 검사 및 처방의 개요〉

양안시기능 검사 필요성	양안시기능 검사 내용	양안시기능 검사, 처방의 최종목표
• 안구 불편감을 파악하고 해결 • 안구 근육의 기능적 부분을 고려한 편안하고 정확한 안경처방	• 안구 두통, 피로감에 관한 문진 • 정확한 굴절이상 도수처방 • 사위측정 검사(본 그레페, 하웰, 마독스로드) • 조절, 폭주기능 검사 • 융합운동 힘 체크: PRC, NRC 검사 • 내안근 힘 체크: PRA, NRA 검사 • 양안시그래프 분석 및 사위안 유형분석 • 감각상태 평가(억제검사, 입체시)	• 정확한 교정도수 산출 • 편안한 시기능에 도움 • 도수조정을 통한 최종교정 도수 산출 • 프리즘 안경 처방 • 시훈련 처방

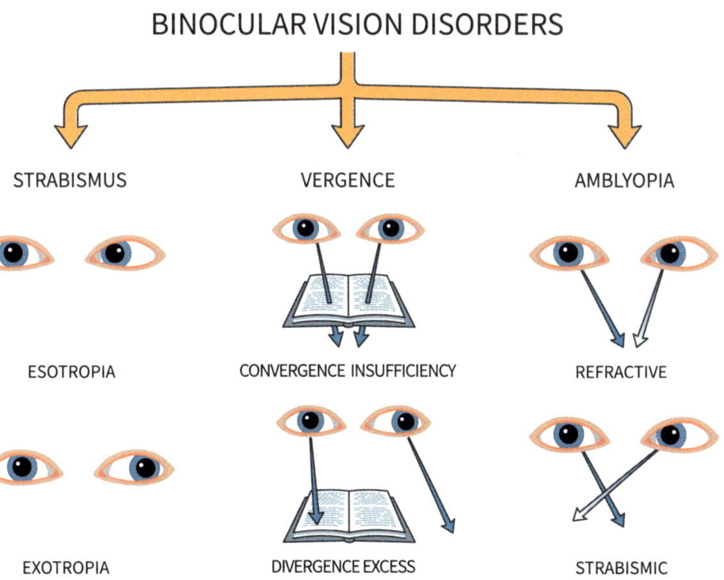

1) 양안시기능 발생의 필요조건

(1) 정상적인 양안시기능 발생의 조건은 양안시력에 큰 차이가 없고 양안의 시력이 0.4(V.A.) 이상은 되어야 한다.

(2) 양안에 적당한 중심고시가 일어나야 하고 망막에 거의 같은 상을 맺어야 한다.

(3) 양안 안구운동이 정상적이어야 하고 양안의 시야가 넓은 범위로 포개져야 한다.

(4) 양안의 망막에 생리적인 대응점을 갖고 있어야 한다.

(5) 주심점이 파늄(Panum's area)의 영역에 위치해야 한다.

2) 양안시 기전

(1) 양안이 함께 움직여서 중심오목에 초점 상이 맺도록 하는 운동인 운동성 융합(motor fusion)의 발생(조절기능과 잘 협조되어야 한다).

(2) 정상적인 양안주시 기능 발생.

(3) 대뇌의 작용으로 두 개의 상이 하나로 지각되도록 하는 감각성 융합(sensory fusion)이 발생한다. 양쪽 상의 차이가 크다면 일부가 억제(suppression)된다.

(4) 운동기능과 감각기능의 정상적인 피드백 형성.

*동시시(simultaneous perception) → 융합(fusion) → 입체시(stereopsis)의 세 단계 과정을 거쳐서 "양안선명단일시"에 이른다.

2. 양안의 주시

1) 외안근과 안위

"편안하게 보는" 기능이 제대로 수행되려면 안구를 움직이는 안구 외부의 근육이 정상적으로 무리없이 작동해야 한다. 즉, 외안근 수축과 이완의 밸런스(balance)가 중요하다. 안구 외부 6개의 근육은 외직근, 내직근, 상직근, 하직근, 상사근, 하사근으로 이루어져 있는데 이들의 기능이 중요하다(참고: 모든 외안근이 동시에 수축하면 500~1000g의 무게를 끌어당길 수 있는 힘이 있고 실생활 안구운동에 필요한 힘은 10g 정도의 무게를 끌어당기는 힘이 활용된다).

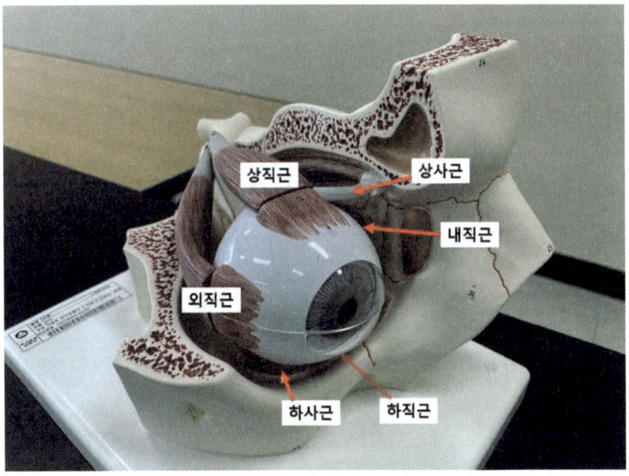

안구를 움직이고 지지하는 6개의 외안근

아래는 외안근의 주작용, 보조작용과 신경지배를 표로 나타낸 것이다.

외안근	주작용	보조작용	길항근	지배신경
내직근	내전	–	외직근	동안신경
외직근	외전	–	내직근	외전신경
상직근	상전	내전, 내회선	하직근	동안신경
하직근	하전	내전, 외회선	상직근	동안신경
상사근	하전	외전, 내회선	하사근	활차신경
하사근	상전	외전, 외회선	상사근	동안신경

* 협력근: 한 근의 작용을 돕는 다른 근

* 길항근: 한 근의 작용과 반대방향으로 작용하는 근
(한 근이 수축하면 길항근은 이완)

인간의 안위상태는 외안근의 복합적인 수축과 이완의 밸런스로 인해 이뤄지는데 다음과 같이 분류된다.

(1) 해부학적 안정안위(=절대안정안위): 사망 후 안위상태, 상외방 위치

(2) 생리학적 안정안위 : 수면, 마취 상태시 약간 개산된 안위

(3) 융합제거 안정안위(=해리안위): 가장 기본적인 안위검사 위치로 융합성 폭주가 일어나지 않도록 하여 양안단일시를 못할 때의 안위

(4) 제1안위 : 머리를 정면으로 하여 직전방 원거리를 주시할 때의 안위

(5) 제2안위 : 수평축(X축), 수직축(Y축) 기준으로 회전할 때(내전, 외전, 상전, 하전)의 안위

(6) 제3안위 : 사(斜)방향으로 시선이 향하고 있을 때의 안위

(7) 조절성폭주후 안위 : 조절성폭주가 가해진 안위

(8) 근거리양안시 안위: 실제 가까운 곳을 볼 때 사용하는 안위

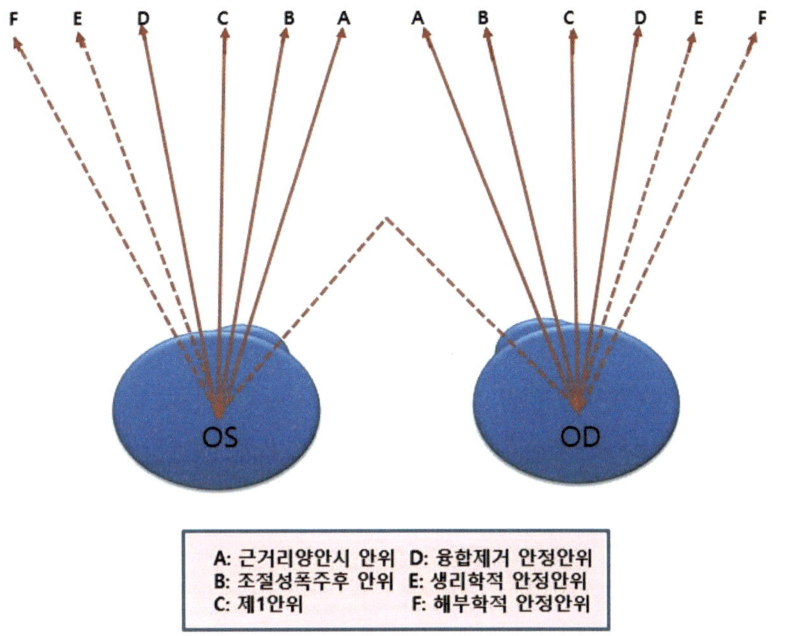

양안위의 분류

사람의 안위는 사후에 외측상방으로 편위되는데 이를 해부학적 안정안위라고 한다. 마취 중 or 수면 시 안위는 생리학적 안위라고 한다. 그리고 원거리를 주시할 때 좌우안이 정면의 직전방을 바라보는 상태를 제1안위라고 하고 융합성 폭주가 일어나지 않도록 한 눈 가리기를 할 때 갖는 안위를 융합제거 안위라고 한다. 제2안위는 수평과 수직 축으로 회전할 때 안위이고 제3안위는 사축방향으로 회전할 때의 안위를 말한다. 조절성폭주후 안위는 조절자극이 가해진 안위이고 근거리양안시 안위는 가까운 곳의 물체를 볼 때 양안단일선명시를 하는 안위이다(최종적으로 사용하는 안위).

2) 외안근의 지배신경 법칙

(1) 돈더스의 법칙(Donder's law)

어떠한 사물을 주시할 때 안구의 위치는 안구의 수평운동과 수직운동의 조합으로 최종결정된다. 전후축으로는 잘 움직이지 못한다.

(2) 리스팅의 법칙(Listing's law)

제1안위에서 눈 운동은 안구적도면에 위치하는 축을 중심으로 이루어진다.

(3) 헤링의 법칙(Hering's law)

안구를 움직이고자 할 때 동일한 자극만큼 신경이 양안 작용근에 동시에 전달되는 법칙이다. 두 눈의 동향근에 같은 강도의 신경자극이 전달된다.

(4) 쉐링톤의 법칙(Sherrington's law)

작용근의 수축이 증가하면 작용근에 반대되는 길항근이 수축을 줄이는 상호 신경지배가 이뤄진다. 예를 들면, 좌측으로 안구를 움직일 때 우안에서는 내직근이 수축하면서 외직근은 동시에 같은 강도로 이완된다. 폭주를 하는 경우에는 양안의 내직근이 수축하는 만큼 양안의 외직근은 이완한다.

3) 동향운동

눈은 물체를 주시하기 위해 움직이게 되는데 같은 방향으로 움직이는 운동을 동향운동(conjugate eye movements)이라고 한다. 양안이 동향운동을 할 때 동시에 작용하게 되는 외안근의 짝을 동향근(yoked muscles)이라고 한다. 수평동향 주시 때 한쪽의 내직근의 동향근은 반대편 외직근이된다. 동향주시 때 작용하는 외안근과 동향근은 헤링(Hering)의 법칙에 따라 동시에 같이 흥분하게 되어 작용근에 동일한 자극만큼 신경신호가 전달된다.

4) 이향운동

좌우 눈이 서로 반대방향으로 움직이는 것을 이향운동(vergence eye movements)이라고 한다. 두 눈이 안으로 모이는 것을 폭주(convergence), 서로 반대 방향으로 벌어지는 것을 개산(divergence)이라고 한다. 이향운동의 해부학적 경로는 아직 명확히 규명되지 않았지만 다른 안구운동들처럼 뇌신경핵을 통해 외안근으로 전달되는 최종경로(final pathway)를 거친다. 안구운동신경핵(oculomotor nucleus)의 신경세포들은 동향운동 뿐만 아니라 이향운동에서도 작동되는데 폭주는 양 눈의 내직근(medial rectus)이 동시에 수축하면서 발생하고 개산은 양 눈의 외직근(lateral rectus)이 동시에 수축해서 발생한다. 외전신경의 사이신경세포(abducens interneurons)가 주시의 동향변화에 영향을 미치므로 폭주, 개산이 발생하기 위해서는 이 사이신경세포의 작용이 억제되어 두 눈이 별개로 수축해야 한다. 동안신경핵의 등가쪽(dorsal and dorsolateral portion of the oculomotor nucleus)에 위치한 중뇌망상체(mesencephalic reticular formation)의 세포들이 수평 이향운동과 관련 있는 것으로 알려져 있다. 이향운동의 발생 인자로는 조절 자극, 양안시차(망막시차), 물체의 근접성이 있다.

*융합성 폭주: 주시하는 물체가 양안의 귀방향에 비대응점 결상이 되면 발생하는 융합운동을 말한다(주시점보다 가까운 물체를 볼 때 발생, 양외측시차).

*융합성 개산: 주시하는 물체가 양안의 코방향에 비대응점 결상이 되면 발생하는 융합운동을 말한다(주시점보다 먼 물체를 볼 때 발생, 양내측시차).

4) 폭주의 종류

흔히 근거리에서 시작업을 하면 두 눈이 서로 안쪽으로 내전하여 폭주하게 된다고

만 알고 있는데 폭주의 종류를 알아보면 조금 더 다양하다.

(1) **조절성 폭주(accoomodation convergence):** 폭주 현상 중에서 비중이 가장 높으며 조절자극으로 발생된다. 조절과 연동되어 발생한다. 가까운 곳의 주시점을 볼 때 발생하는 폭주이다.

(2) **융합성 폭주(fusional convergence):** 외안근의 순수한 힘만으로 발생하는 폭주이다(조절성 폭주 다음으로 비중을 차지하는 운동이다). 양안단일시를 하기 위한 안구운동으로 원,근거리를 볼 때 둘 다 나타난다. 좌우안의 비대응점 결상으로 복시가 생기려고 하면 발생하는 폭주다. 감각기능과 함께 일어나는 운동기능으로 조절성 폭주를 보완하기 위한 운동이다. 시기능 훈련에서 이 폭주의 힘을 키우는 일이 관건이다. 폭주력은 건강상태, 정신력, 복용약의 작용 등에 영향을 받는다.

(3) **긴장성 폭주(tonic convergence):** 양안을 뜨고 먼 곳의 주시점을 보려는 순간에 발생한다. 실제로 측정할 수 없는 값으로 임상적으로 큰 의미는 없다. 이 폭주는 유소아기 때 가장 크고 나이가 들면서 작아지게 된다. 긴장성 폭주가 과다하면 원거리에서 내사위(esophoria)가 나타나고 긴장성폭주가 부족하면 원거리에서 외사위(exophoria)가 나타난다.

(4) **근접성 폭주(proximal convergence):** 기계성 폭주라고 부르며 가까운 곳을 본다는 의식, 생각만으로 발생한다(시표자체가 가깝게 있다고 자각되면 발생).

정리하면, 원거리를 주시할 때는 긴장성 폭주와 융합성 폭주가 일어나고 근거리를 주시할 때는 모든 폭주가 전부 발생하는데 조절성폭주와 융합성폭주가 대부분이다. 발생하는 폭주량을 계산할 수 있는데 폭주량을 나타내는 각의 단위는 미터각 M.A., 프리즘디옵터 △가 있다. 미터각 M.A. 단위는 광선속의 버전스 단위 디옵터와 같이 안구회선점에서 양안주시점까지 거리를 미터(m)로 측정한 역수값이다.

$$폭주각(\triangle) = M.A. \times P.D.(cm)$$

예를 들어, 동공간 거리가 60 mm인 사람이 눈 앞 50 cm의 물체를 주시하면 12△ 폭주가 요구되고 40 cm를 바라보면 15△ 폭주가 요구된다. 폭주각의 크기는 P.D.값이 클수록, 주시거리가 짧을 수록 커진다.

3. 양안시의 감각적 개념 이해

1) 시방향(vision dirction)

어떤 물체를 주시할 때 중심오목으로 주시되는 시야 내 물체의 주관적인 방향을 말한다. 중심오목의 시방향을 기준으로 하는 상대적 위치이다. 중심오목의 시방향을 제1시방향이라고 하고 그 외 망막부위의 시방향을 제2시방향이라고 한다.

양안시에서는 좌우 두 눈의 중심오목이 공통으로 같은 시방향을 갖는다. 두 눈의 시방향은 우리 정면 중심에 하나의 눈만 가지고 있는 것으로 인식한다. 이를 중복안이라고 하는데 양눈의 중간위치로 머리중심에 가공의 한 눈을 설정하여 양안시 때 시방향을 판단하게 된다. 이 중복안을 이용하여 사위의 종류와 양을 알 수 있고 양안시 때 같은 시방향 값을 가지는 양안의 망막 부위가 망막대응점이 된다.

2) 망막대응점(corresponding retinal point)

양안의 망막에서 동일한 시방향을 가지고 대뇌 후두엽으로 신경자극을 전달하는 대응점을 말한다. 대표적인 망막대응점은 중심오목이다.

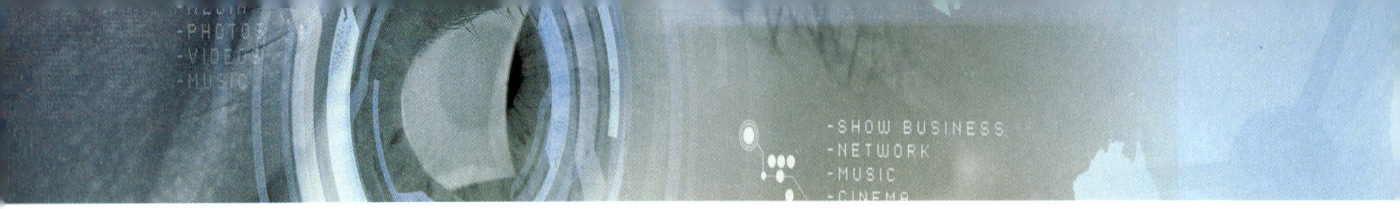

(1) 정상망막대응(normal retinal correspondence): 중심오목을 기준으로 같은 방향과 거리에 초점이 결상되어 융합이 이루어지는 대응이다. 양안 단일시의 기초이자 감각성 융합의 기본조건이다. 양안의 망막대응점은 동일한 시방향을 가지고 있다.

(2) 이상망막대응(anomalous retinal correspondence): 한쪽 눈의 중심오목과 반대측 눈의 중심오목 이외의 점과의 대응관계를 말한다. 비대응점 결상으로 복시, 혼란시, 시야투쟁, 억제, 약시가 초래된다(복시와 혼란시 → 억제 → 약시).

3) 호롭터(horopter)

양안으로 직전방을 주시하고 있을 때 주시하는 물체와 같은 거리에 있는 것으로 인식될 수 있는 물점 위치를 나타내는 원을 말한다. 주시점과 양안의 절점들로 이뤄지는 삼각형의 외접원이다(호롭터 원 위의 물점들은 정상망막대응을 이룬다).

(1) 이론적 호롭터: 양안이 정상망막대응으로 양안시차가 없다. 양안시각이 동일하므로 원근감 없이 같은 거리로 느낀다. 기하학적 호롭터, 이론적 호롭터, 비에쓰뮐러 호롭터(Vieth-Mueller Horopter)라고 한다. 기하학적으로 주시점과 같은 양안시각을 이루어 양안시각차가 없는 점들의 모임으로 호롭터 원상의 물점들은 동일한 거리에 있는 것으로 느껴진다. 이론이므로 실제의 상황과는 다르다.

(2) 경험적 호롭터: 실제 측정된 호롭터로 경험적 호롭터라고 한다. 이론적 호롭터보다 평평하다. 주시거리가 멀수록 평평해진다. 좌우안의 망막대응점은 같은 시방향을 가지고 있다는 것에 근거하여 그린 경험적 호롭터이다. 근거리의 호롭터를 나니어스 호롭터라고 부른다.

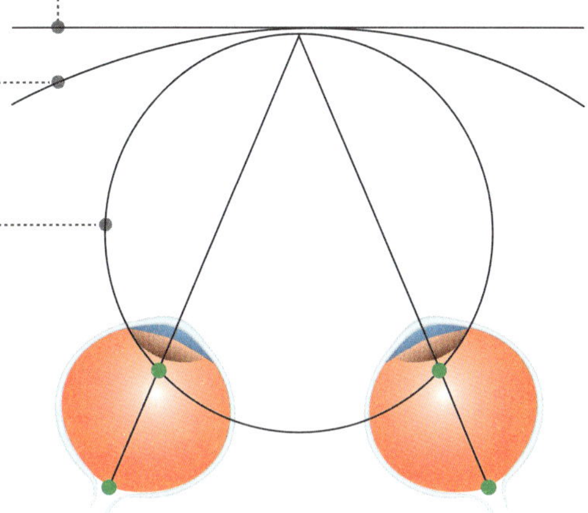

4) 동시시(simultaneous perception)=동시지각

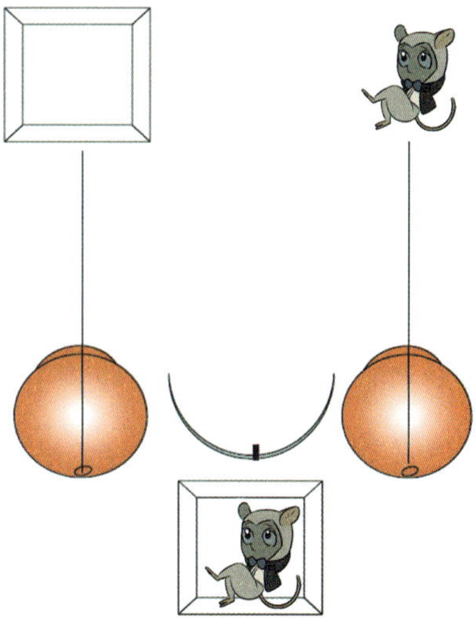

양안의 망막에서 대뇌로 전달되는 신호는 동시에 받아들여져서 좌우측 상이 포개져 인식된다(동시시). 좌우안에 동시에 지각된 상이 대응관계에 있으면 중첩되고 비대응관계에 있으면 복시가 발생한다. 억제가 있으면 동시시가 되지 않는다.

5) 억제(suppression)

안위가 정상적으로 주시점에 정렬되었음에도 불구하고 동시시가 되지 않는 것을 말한다. 억제는 시각자극의 중추성 억압으로 "보이지 않는 현상"이다. 억제는 유아기 때 발생하기 쉽고 성인에서는 거의 발생하지 않는다. 정상적인 양안시를 하고 있는데도 간헐적으로 억제가 발생하는 것을 생리적 억제, 정상억제라고 한다. 망막투쟁(시야투쟁)도 정상억제의 예이다.

이상억제는 사시, 비정시, 부등시, 부등상시로 인해 발생하는데 이런 현상이 오래 지속되면 억제된 쪽 눈이 발달하지 않아 약시가 되기 쉽다. 억제를 검사하는 방법으로 워쓰4점검사, 바골리니렌즈 검사, 편광분리법, 4프리즘 검사 등이 있다.

6) 복시(diplopia)

융합에 이상이 발생하여 사물이 두 개로 보이는 것을 말한다.

(1) 생리적 복시: 비대응점에 의한 생리적 현상으로 강한 원근감을 느끼게 된다. 귀쪽 망막에 상이 결상할 때 교차성 복시(주시물체보다 눈에 가깝게 있는 물체를 바라볼 때)의 발생으로 근치감을 느낀다. 코쪽 망막에 상이 결상되면 동측성 복시(주시물체보다 먼 곳의 물체를 바라볼때)로 원치감을 느끼게 된다.

(2) 병적 복시: 주시하는 물체가 두개로 보이는 현상

- 사위안에서 사위량이 융합성 폭주량을 초과할 때 발생
- 머리를 다쳐서(외상) 양안주시 장애
- 외안근이 마비되어 특정 안위상태에서 복시 발생
- 약물의 부작용

7) 융합(fusion)

좌우 망막대응점에 결상된 물체의 상을 하나로 일치시켜 단일시를 하는 과정이다. 융합이 가능한 범위에 맺혀져야 한다(융합역: Panum's area, fusional area).

(1) 감각성 융합: Panum's area에 결상된 양안 망막 상을 합치는 지각으로 대응점 결

상이 감각성 융합의 자극이 된다.

(2) **운동성 융합**: 감각성 융합이 가능하도록 안구를 움직이는 안구운동으로 비대응점 결상이 운동성 융합을 자극한다.

*융합의 필요조건: 좌우 망막대응점 결상, 크기, 모양, 색, 대비 등에서 유사해야 한다. 융합반사(비대응점 결상으로 감각성 융합이 안되면 대응관계가 되도록 움직이는 운동성융합), 파늄감각융합역, 정상적인 시로

*융합을 방해하는 요소: 외안근 마비, 억제, 부등시, 부등상시, 심한 이상망막대응

8) 파늄의 감각융합역(Panum's fusion area)

비대응점 결상을 해도 감각성융합이 가능하게 되는 시야의 물체 범위를 말한다. 파늄감각융합역에 있는 물체범위에 대응하는 망막 위의 상 범위를 파늄역이라고 한다. 중심오목보다 주변부의 파늄역이 넓기 때문에 주변 융합은 중심오목 융합이 되지 않는 상태에서도 발생한다. 양안단일시를 위해서 항상 정확한 망막대응점 결상이 요구되면 양안주시를 하는 순간에 주시안진으로 복시가 발생한다. 그러나 주시안진이 생겨도 단일시가 가능하고 입체감을 얻을 수 있는 이유는 비대응점 결상을 해도 양안시가 가능한 파늄감각융합역 때문이다. 부등시, 부등상시 그리고 양안시차(동공간 거리 때문에)로 인해 좌우안 망막에 다른 모양의 상이 융합될 수 있고 입체감을 얻을 수 있는 것은 파늄역과 생리적 안진 때문이다.

9) 주시시차(fixiation disparity)

양안으로 주시한 상이 파늄영역 내에서 정확히 망막대응점에 있지 않은 상태이다. 양안시의 주시선과의 관계에서 경미한 중심오목 시축의 어긋남으로 아주 작은 양안 정

렬상태의 불균형을 말한다. 주시시차는 미세한 안위이상으로 주시(양안으로)하고 있는 주시물점이 양안 중심오목 내의 정확한 망막대응점에 맺히지 않으나 감각성 융합만으로 양안단일시를 할 수 있는 비대응의 차이를 의미한다. 주시시차의 크기는 보통 약 0.25△이고 양안단일시가 가능한 주시시차의 한계치는 약 0.75△으로 알려져 있다.

- 주시시차가 없다면 양안의 중심오목에서 대응한다.
- 주시시차가 있다면 단안의 중심오목과 다른 눈의 파눔역에 있는 중심오목 이외의 한점과 대응(비대응 상태)한다.

10) 입체시(steropsis)

파눔융합 영역 내에서 양안시차가 있는 경우에 양안의 상이 융합되면서 생기는 상대적 깊이를 느끼는 입체감을 말한다. 양안시차에 의해 발생되는 현상으로 양안 비대응결상이 가장 정교한 입체감을 준다. 입체시기능의 불량은 사시나 약시의 발생을 암시한다.

- 입체감을 느낄 수 있는 요인: 동공간 거리, 양안시차(P.D. 때문에 보는 방향의 차이로 좌우 망막에 약간 다른 모양으로 상이 맺히는 것)

4. 양안시기능의 이상

1) 안위 이상의 유형

(1) 정위(orthophoria): 모든 융합이 제거된 상태에서 양안의 시축이 양안 주시점을 향하는 상태, 정상적인 안위상태

(2) 사위(heterophoria): 경한 편위, 피로감이 크고 근업 지구력이 약한 눈으로 안구의 잠재적 편위가 있는 상태, 잠복성 사시

(3) 사시(heterotropia) : 심각한 편위, 미관상의 문제, 양안시기능 불가. 안구의 현성 편위가 있는 상태, 한눈은 물체를 주시하는데 반대측 눈은 다른 곳을 보는 눈, 사팔뜨기

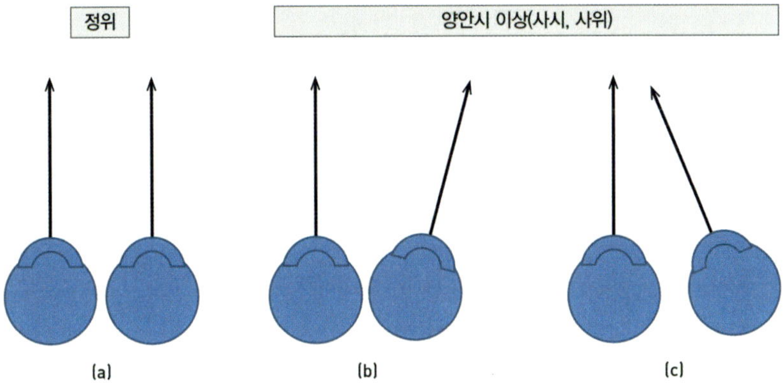

그림(a)는 시축(視軸)이 평행 상태로 정상안위(正常眼位) 상태의 눈이다. 정위(orthophoria)라고 한다. 그림(b)는 한쪽 눈이 바깥쪽으로 치우쳐 있어 외사시(exotropia) 또는 외사위(exophoria)라고 한다. 눈동자가 귀방향으로 항상 편위된 상태라면 외사시이고, 눈을 감고 있을 때 편위가 발생하면 외사위안이라고 한다. 내사위보다 흔하게 발견된다. 그림(c)는 한쪽 눈이 안쪽으로 치우쳐져 있기에 내사시(esotropia) 또는 내사위(esophoria)라고 한다. 외관상 항상 내측으로 편위 되어있다면 내사시안이다. 눈을 감고 있을 때만 편위된다면 내사위안이 된다. 내사위안은 눈동자가 안쪽으로 치우쳐 있어 시야가 좁고 스포츠비전이 떨어지는 등 시생활의 질 저하가 크고 안정 피로를 호소한다.

정리하면, 편위정도가 너무 크고 스스로 교정할 수 있는 범위를 넘어서 항상 눈이 편위 되어있으면 사시안이다. 사시안은 스스로 안위 교정을 하지 못하기 때문에 딱히 피로감은 크지 않으나 오직 수술로써 치료된다. 사위안은 눈이 치우쳐져 있는 편위 정도가 작아서 스스로 안위 교정이 가능하여 외관상으로 드러나지 않는다. 그러나 정위로 교정하기 위해서 항상 힘을 주기 때문에 피로감이 크고 시생활에 불편감을 느낀다. 사위는 프리즘안경 or 시훈련으로 교정 할 수 있다.

2) 사위의 원인

- 비정시의 미교정에 의한 조절 부담
- 과도한 근거리 작업으로 인해 조절과 폭주의 불균형
- 잘못된 조제가공으로 인한 사위 유발

  (ex 근시교정 안경에서 조가 P.D.가 늘어났다면 B.I.영향 발생(개산부담)으로 내사위 유발됨)
- 안질환 or 과로에 의한 외안근의 기능 저하
- 신경의 문제, 외상, 안구의 구조 이상 등

3) 사위와 조절, 폭주의 상호 관계

- 조절이 사위량을 변동시킬 수 있다.

  → 조절증가는 폭주유발로 내사위량이 증가되고 조절이완은 외사위량을 증가시킴
- 근시교정 후, 일시적으로 근거리에서 내사위 방향으로 변화
- 노안인 피검자가 처음 근용안경을 쓰면 조절성폭주가 줄어들어 일시적으로 외사위 경향을 띰
- 융합성 폭주의 밸런스가 무너지면 사위가 발현됨

→ 외사위안은 양성융합성 폭주로 정렬되고 내사위안은 음성융합성 폭주로 정렬되는 눈이다.

4) 사위 교정에 대한 고려사항과 처방 원칙

(1) 사위교정의 고려사항

- 반드시 눈의 피로와 자각증상이 있을 때만 프리즘 렌즈 처방을 한다.
- 사위량과 조절성 폭주비, 상대폭주력(융합여력)을 종합적으로 고려한다.
- 융합여력이 충분하다면 사위로 인한 자각증상이 아닐 확률이 높다.
- 외사위는 폭주부담을 덜어주기 위해 B.I.으로 처방하고 내사위는 개산부담을 덜어주기 위해서 B.O.프리즘으로 처방한다. 상사위는 B.D.처방, 하사위는 B.U. 프리즘렌즈로 처방한다.

(2) 사위교정의 process

① 정확한 도수교정: 완교정 후에도 자각증상이 없어지지 않으면 AC/A 비 측정, 사위도 검사, 융합력을 측정 후 분석

② 시기능 훈련(vision training) 고려

③ 도수조정법 적용

④ 프리즘 렌즈로 처방

제 02장
양안시기능 검사 시작

1. 문진 과정

현대인 대부분이 근거리에 집중된 시환경(컴퓨터 업무, 가혹한 입시환경, 스마트폰, 태블릿 PC 등)에 노출되다보니 일반적인 자각증상(눈의 피로감, 충혈, 경도의 시력장애 등)만으로 사위로 인한 자각증상과 구별해내기 어렵다. 아래에 양안시이상과 관련된 특정 자각증상에 주목해야한다.

양안시이상과 관련 깊은 특정 증상들

① 안정피로와 두통(앞 머리 두통, 이마 부위)

② 간헐적 복시 현상을 느낌

③ 일반적이지 않은 근거리 집중력 저하 현상

(20~30분 정도의 짧은 근작업에도 집중이 안되고 복시 발생, 극심한 눈 피로 발생)

④ 타인의 차를 탑승했을 때 멀미와 오심 증상

⑤ 책을 읽을 때 같은 줄을 반복해서 읽거나 건너 뛰어 읽음

⑥ 독서 시 집중이 안 되고 이해력 저하

⑦ 수업 중이나 운전 중에 졸음이 자주 오는 경우

⑧ 오후쯤 되면 시력의 쾌적도가 좋지 않음

TIP 양안시기능 이상자들에게 문진할 때는 일반적인 방식으로 물어보면 이상을 확인하기 어렵다. 반드시 위의 특정 증상들을 언급하면서 최대한 구체적으로 물어봐야한다. 가령, 눈이 피곤한지? 불편한 부분이 있습니까?라고 가볍게 물어본다면 피검자의 증상을 놓치기 쉽다. 왜냐하면 피검자는 본인이 겪는 자각증상에 대해서는 일상에서 늘 그래왔던 것으로 치부하는 경향이 있고 큰 의미를 두지 않기 때문이다. 반드시 정확하게 물어봐야한다.

2. 사위 검사법

사위검사로 안구를 붙들고 있는 근육(6개의 외안근)의 균형감(수축 능력, 이완 능력의 여력)을 확인할 수 있고 두 눈이 어긋나 있는 시선의 정도를 측정할 수 있다. 누구나 시생활에 영향을 주지 않을 정도의 가벼운 사위를 가지고 있다. 하지만, 사위도가 높은 사람은 어긋나있는 시선을 바로 잡아주는 힘(근육이 움직여서)이 많이 요구 되기 때문에 일상에서 집중력 저하, 안정피로와 같은 자각증상의 발생 확률이 높아진다.

1) 본그래페(Von Graefe)법을 활용한 사위검사

임상적으로 가장 정확한 방법으로 미국의 옵토메트리스트(optometrist)들이 전통적으로 선호하는 검사법이다.

(1) 원거리 수평사위 검사순서

① 원용교정도수를 착용하고 원거리 수직일렬 시표(0.6~0.7 시표)를 주시한다.

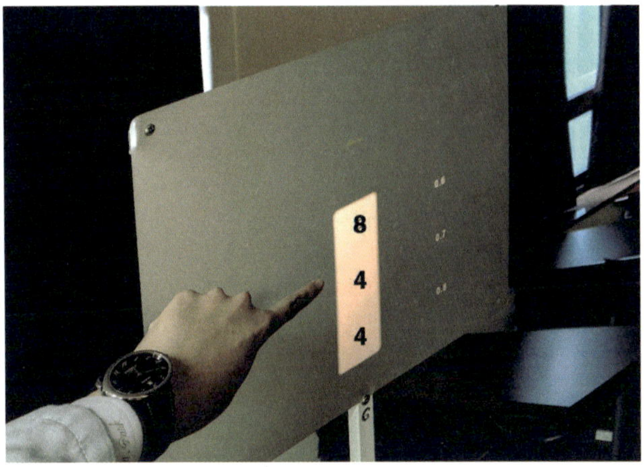

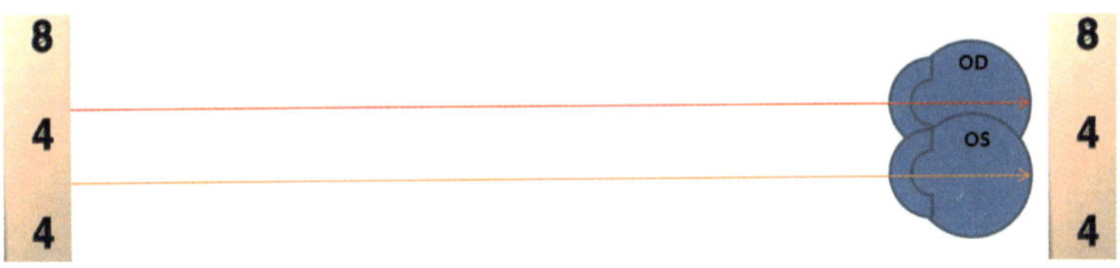

수직 일렬시표: 최대교정시력에서 2~3줄 낮은 시력표를 주시하게 함

② 피검자의 우안에는 6△B.U.(분리 프리즘), 좌안에는 12△B.I.(측정 프리즘)을 가입한다. 우안의 B.U 프리즘 렌즈는 융합제거를 위한 목적이다. 우안은 아래시표를 보게 되고 좌안은 위 시표를 보게 되어 상하로 분리된 두 개의 시표를 보게 된다.

이 상태가 수평사위검사의 출발점이다.

TIP 간혹, 융합능력이 좋은 자는 6△B.U. 렌즈로 융합제거가 안되는 경우가 종종 있다. 그럴때는 8~9 △ B.U. 렌즈로 도수를 증가시킨다.

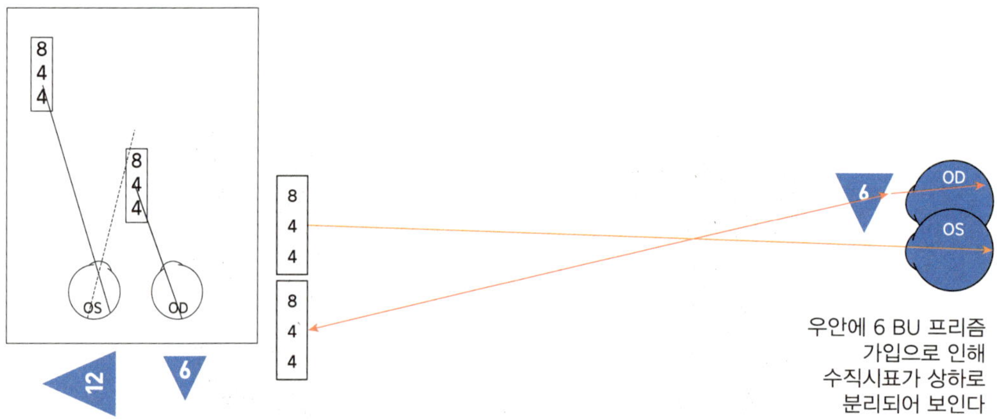

융합제거가 제대로 되었을 때, 그림처럼 위아래로 분리된 시표를 보게됨

③ 이제 좌안에 가입된 프리즘을 서서히 감소시켜 나간다.

좌안에 프리즘을 1초에 1~2 프리즘 씩 감소시킨다 → 위쪽 시표가 서서히 우측으로 이동하게 된다.

TIP 피검자에게 "위쪽 시표가 서서히 가운데로 이동할 겁니다. 위아래 시표가 정확하게 수직으로 일렬상태가 되면 stop을 외쳐주세요." 라고 주문한다.

④ 분리된 두 시표가 수직으로 일렬 상태가 되었다고 대답할 때 가입된 프리즘 도수와 기저방향을 기록한다. 다음 그림과 같다면 2△B.I.이므로 2프리즘 외사위(exo.)라고 판정한다.

TIP B.I.방향이 나오면 외사위, B.O.방향이 나오면 내사위안이다.

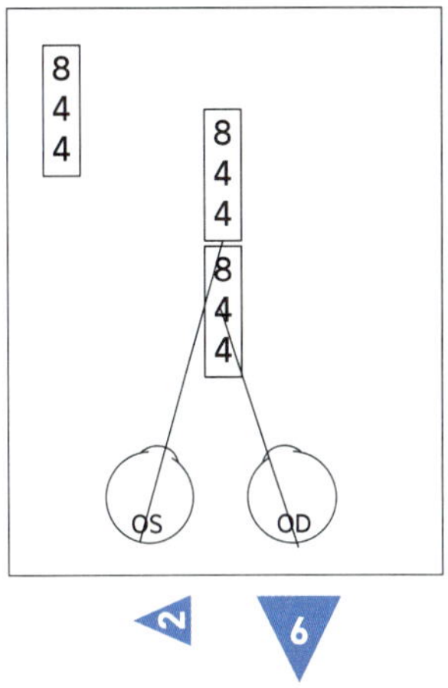

위 그림과 같이 시표가 수직 일렬로 위치했을 때 좌안에 가입된 프리즘 도수와 방향을 읽으면 된다

⑤ 이제 근거리 수평 사위검사를 위해 40 cm 거리에서 근거리용 수직 일렬시표(0.6~0.7 시표)를 주시하게 하여 똑같이 검사를 수행한다.

(2) 원거리 수직사위 검사 순서

① 원용교정도수를 착용하고 원거리 가로 시표(0.6~0.7 시표)를 주시하게 한다.

② 피검자의 우안에는 6△B.U.(측정 프리즘), 좌안에는 12△B.I.(보조렌즈 프리즘) 프리즘 렌즈를 가입한다. 좌안의 B.I.프리즘 렌즈가 융합제거를 위한 목적이다. 우안은 아래 시표를 보게 되고 좌안은 위에 시표를 보게 되는데 상하로 분리가 되어 보이는지 확인한다.

③ 검사자는 우안 앞의 B.U. 프리즘을 1초에 1~2 프리즘 속도로 변화시킨다.

TIP 간혹, 융합능력이 좋은 자는 12△B.I. 렌즈로 융합제거가 안되는 경우가 종종 있다. B.I. 프리즘을 15~16△ 정도를 가입한다. 분리가 될 때까지 도수를 증가시킨다.

④ 분리된 두 시표가 수평으로 나란히 일치되었다고 대답 할 때 가입된 프리즘의 양과 기저방향을 확인한다. 우안에 가입된 프리즘이 2△B.U.이라면 2프리즘 우안 하사위(hypo.)라고 판정한다.

TIP 우안에 B.U. 방향이 나오면 우안 하사위, B.D.방향이 나오면 우안 상사위안이다.

⑤ 이제 근거리 수직 사위검사를 위해 40 cm 거리에서 근거리용 가로 시표(0.6~0.7 시표)를 주시하게 하여 똑같이 검사를 수행한다.

2) 하웰(Howell) 시표를 활용한 사위검사

하웰검사는 호주 뉴사우스웨일즈 대학교 에드윈 하웰 박사에 의해 고안된 방법이다. B.D.프리즘을 이용하여 수평상의 숫자를 상하로 분리시켜 위의 화살표가 가리키는 아래 숫자를 읽는 방법이다. 임상 검안의들의 대부분은 하웰검사를 선호하는데(시간의 효율성) 정확한 결과 값을 얻고자 할 때는 Von Graefe 법을 사용하기도 한다. 하웰검사법은 Von Grafe 검사법 보다 외사위량이 적게 나오는 경향이 있다.

(1) 원거리 수평사위 검사순서

① 원용교정도수를 착용하고 양안으로 하웰시표(3 m용)를 주시한다. 우안에는 6△ B.D.프리즘을 장입한다.

TIP 하웰시표는 우안에 B.D.프리즘을 가입하여 검사를 진행한다. B.U.프리즘은 하방시를 유도하여 조절 발생의 우려가 있기 때문이라고 한다.

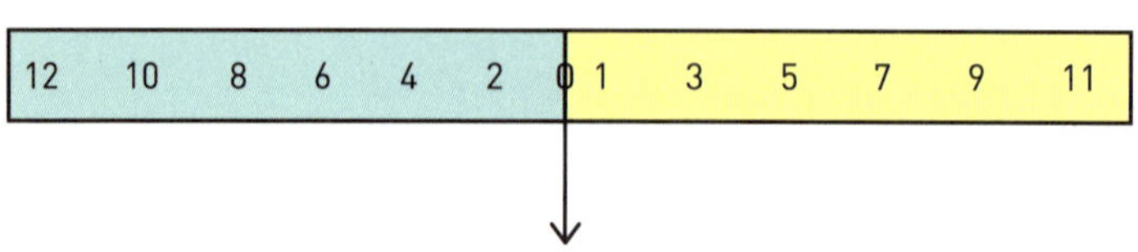

하웰 사위카드

② 다음과 같이 보이면 외사위(exophoria) 6△으로 판정

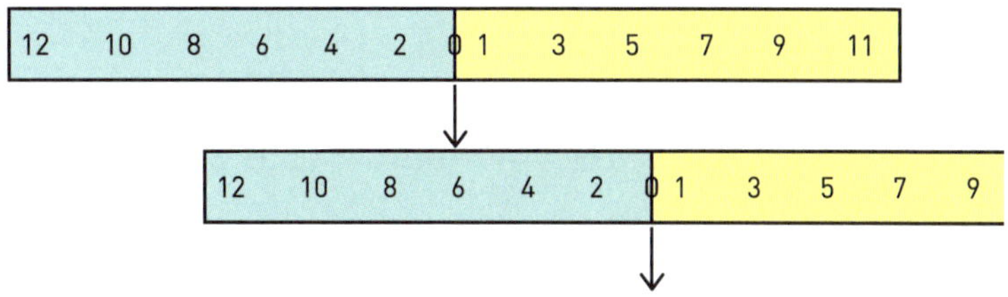

TIP 하웰시표에서 녹색의 방향을 가리키면 외사위, 노란색을 가리키면 내사위안이다. 만약 좌안에 B.D.프리즘을 가입하였다면 내사위,외사위 방향 스케일이 바뀐다는 점을 주의해야 한다.

(2) 근거리 수평사위 검사순서

근거리 사위카드를 33cm or 40cm의 주시거리에 두고 검사를 수행할 수 있다. 원거리 사위측정과 같은 방법으로 수행한다. 만일 노안이라면 근용안경을 쓰고 검사를 실시한다.

*하웰시표 검사의 특징 및 장점

- 실시간으로 변화하는 사위량을 확인 할 수 있다.
- 수평프리즘을 부가할 필요가 없다.
- 매우 간단하고 신속한 검사가 가능하다.
- +1/−1 D 렌즈 플리퍼를 이용하여 경사 AC/A비를 신속하게 측정할 수 있다.

3) 마독스로드를 이용한 사위 검사

양안을 개방한 자연스러운 상태가 아니므로 조절을 통제하는데 어려움이 있다. 근거리 수평사위 검사를 하는데는 적합하지 않으나 수직사위 검사는 정확도면에서 우수하다.

(1) 수평사위 검사 순서

① 원용교정 안경을 착용한 상태에서 수평사위 검사를 하기 위해서는 우안에 마독스로드를 수평방향으로 가입한다(RMH).

② 피검자는 우안으로 수직선조광을 보고 좌안으로는 점광원을 보게 된다.

*판정: 우측에 광원이, 좌측에 선이 있으면 외사위안이다(교차성 복시). 만약, 우측에 선이 있고 좌측에 광원이 있으면 내사위안이다(동측성 복시).

③ 피검자의 좌안 앞에 수평로터리 프리즘을 장입한 후 선과 광원이 일치하도록 프리즘으로 조정한다.

④ 좌안에 5△ B.I.이 가입되었을 때 선과 점이 일치했다면 5△ 외사위로 판정한다.

⑤ 근거리 수평 사위검사는 40cm 거리에서 레이저 포인터를 사용하여 동일하게 검사를 수행한다.

(2) 수직사위 검사 순서

① 원용교정 안경을 착용한 상태에서 수직사위 검사를 하기 위해서는 우안에 마독스로드를 수직방향으로 가입한다(RMV).

② 피검자는 우안으로 수평선조광을 보고 좌안으로는 점광원을 보게 된다.

*판정: 위에 광원이 있고 아래에 선이 있으면 우안 상사위(=좌안 하사위)이므로 우안에 B.D.프리즘을 부가한다. 위에 선이 있고 아래 광원이 있으면 우안 하사위(=좌안 상사위)이므로 우안에 B.U.프리즘을 부가한다.

③ 선조광과 점광원이 일치했을 때의 프리즘량을 측정한다. 만약 우안에 1△ B.D.이 가입되었을 때 선과 점이 일치하면 1△ 우안 상사위라고 판정한다.

④ 근거리 수직 사위검사는 40cm 거리에서 레이저 포인터를 사용하여 동일하게 검사를 수행한다.

3. 사위 검사 결과 값에 대한 분석

신체 건강한 성인 누구나 가벼운 정도의 사위량을 가지고 있고 대부분은 일상생활에 큰 문제가 되지 않는다. 정상 범주의 사위량은 원거리에서 1.5 △(eso.)이하~4 △(exo.)이하이다.

근거리에서 0~6 △(exo.)이하를 정상으로 보고 있고 수직사위는 수평방향보다 허용범위가 작아서 0.5 △이하를 정상범위로 보고 있다.

그런데 만약, 정상범위를 초과하는 사위량이 검출되면서 짧은 근업 시간에도 복시, 흐려 보임, 시력장애 등 자각증상을 보이고 오심, 구토, 두통의 증상이 있다면 양안시 기능 이상을 의심해 봐야 한다. 사위검사를 시행하고 양안시기능 데이터 분석을 통해서 시훈련 or 프리즘 렌즈 처방이 고려될 수 있다. 다만, 사위량이 정상범위를 크게 상회하더라도 자각증상이 없다면 프리즘 처방은 하지 않는다. 그리고 어린이의 경우는 (특히 내사위안) prism adaptation 때문에 경증 내사위거나 도수조정법으로 해결이 가능하다면 프리즘렌즈 처방을 하지 않는다. 또한 중년 이상의 연령에서는 안경렌즈 적응 문제 때문에 프리즘 처방에 주의를 기울여야 한다.

제 03장

양안시이상 처방법 (도수조정법)

1. 도수조정법으로 양안시이상 처방

굴절이상(근시, 원시, 난시)을 완벽하게 교정한 후에도 양안시이상 관련 안정피로가 감소되지 않고 증상이 남아 있다면 AC/A비를 고려하여 도수조정법으로 해결할 수 있다.

1) 사위안의 종류를 고려한 도수 교정

사위 종류를 고려하여 다음과 같이 굴절이상 교정을 시행한다.

• 내사위는 원시안에서 주로 발생하는데 최대교정시력이 나오는 선에서 최대플러스 도수로 교정한다.

• 외사위는 근시안에서 주로 발생하는데 최대교정시력이 나오는 선에서 최대마이너스 도수로 교정한다.

TIP (+)도수의 증가는 개산을 자극하고 (−)도수의 증가는 폭주를 자극한다.

ex S−1.50 C−1.00 × 180

양안시 관련 자각증상 호소

esophoria. 2 △의 내사위 검사결과를 보인 피검자에게는 최대교정시력이 나오는 선에서 마이너스 도수를 최대한 낮춰 처방하는 것이 양안시이상으로 발생하는 안정피로를 줄일 수 있다. (−)도수의 증가로 인해 폭주가 야기되면 내사위가 악화되기 때문에 (+)방향의 도수를 최대한 높여서 내사위를 완화시키면 효과적이다. 다만, 마이너스 도수를 너무 낮추면 교정시력이 저하될 수 있다.

A처방 → S−1.50 C−100 × 180 VA : 0.9 최대교정시력

B처방 → S−1.25 C−100 × 180 VA : 0.9 최대교정시력

*최대시력이 나오는 선에 마이너스 도수가 낮은 B처방이 합리적이다 (개산자극으로 내사위 완화).

ex S−1.50 C−1.00 × 180

양안시 관련 자각증상 호소

exophoria. 12△의 외사위 검사결과를 보인 피검자에게는 최대교정시력이 나오는 선에서 마이너스 도수를 최대한 높여서 처방하는 것이 양안시이상으로 발생하는 안정피로를 줄일 수 있다. (−)도수를 높이면 폭주가 야기되므로 외사위

로 인한 증상을 완화시키는데 효과적이다. 다만, 마이너스 도수를 너무 높이면 과교정으로 안정피로가 더 심해질 수 있다.

A처방–〉 S−1.75 C−100 × 180　　VA : 0.9 최대교정시력

B처방–〉 S−1.50 C−100 × 180　　VA : 0.9 최대교정시력

*최대시력이 나오는 선에 마이너스 도수가 높은 A처방이 합리적이다.

(폭주자극으로 외사위 완화).

2) AC/A 비를 고려한 도수조정법으로 양안시이상 교정하기

AC/A비 란? 조절력의 자극이 가해졌을 때 발생하는 폭주의 크기(ratio)

AC(조절성폭주)/A(조절량)

AC: Accommodative convergenc: 조절성폭주

A: Accommodation: 조절

AC/A 비는 조절에 대한 조절성폭주의 비율을 말하며 1D 조절이 자극되었을 때 폭주가 얼마큼 발생했는지를 의미한다. 예를 들어 설명하면, 피검자가 근시와 외사위를 가지고 있다고 가정하겠다. 이 피검자의 AC/A비를 측정했는데 정상기준 보다 크다면(조절성 폭주비가 좋음) 근시도수 과교정 방법으로 양안시기능 이상을 완화시킬 수 있다.

즉, (–)도수를 조금만 높여도 AC/A 비가 높기 때문에 작은 조절자극으로도 폭주가 크게 발생하여 외사위로 인한 증상을 완화시킬 수 있다.

TIP AC/A 비를 고려하여 도수조정법을 활용할 때도 양안시이상 환자의 자각증상이 있는 경우에만 사용한다. 양안시이상의 처방 기준은 항상 자각증상의 여부이다.

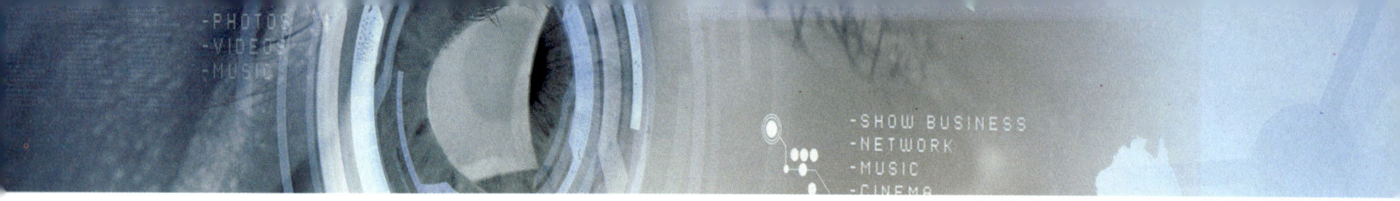

3) AC/A 비 측정

인간의 눈은 협동안 운동으로 조절이 발생되면 폭주와 축동이 동시에 나타난다.

이때 눈이 모이는 것을 조절에 따른 조절성폭주(AC/A 비)라고 한다. 일반적으로 평생동안 거의 변하지 않고 시훈련을 통해서도 크게 영향을 받지 않는다.

원거리의 사위도와 근거리의 사위도 차이를 계산하여 얻은 이론적 AC/A 비가 있고 근거리에서 렌즈를 추가로 피검자에게 가입하여 조절 or 조절이완을 유도한 상태에서 사위도가 어떻게 변화하였는지를 측정하는 경사 AC/A 비가 있다. 이 데이터는 양안시 이상자의 최종 도수검사 이후 도수결정 시에 유용하게 사용될 수 있다.

(1) 이론적 AC/A 비 계산하기

계산 AC/A비 = IPD(cm)+ND(m) (Hn−Hf)

IPD: 동공간거리(cm)

ND: 근거리 주시거리(m)

Hn: 근거리 수평사위(부호: 내사위:+, 외사위: −)

Hf: 원거리 수평사위(부호: 내사위:+, 외사위: −)

ex IPD가 64 mm이고 사위가 원거리에서 5프리즘 외사위이고 40 cm에서 15 프리즘 외사위라면 AC/A 비는?

$6.4 + 0.4\,(-15-(-5))$

$= 6.4 + 0.4\,(-10)$

$= 2.4$

이 피검자의 계산 AC/A비는 2.4 △으로 1D의 조절로 2.4 △의 폭주를 발생시키는 눈이다.

(2) 경사 AC/A 비(임상용 AC/A 비) 계산하기

경사 AC/A 비는 주시거리를 정해놓고 조절자극으로 조절성폭주비를 구하는 방법이다. 원거리 도수를 교정한 후 근거리에서 검사를 실시한다(조절 부족 일 때는 근거리 교정 후 시작). 부호는 내사위이면 (+), 외사위이면 (−)가 된다.

① (+) 도수에 의한 경사AC/A비 = +1D 장입한 후 변화된 사위량
(−) 도수에 의한 경사AC/A비 = −1D 장입한 후 변화된 사위량을 각각 구한다.
사위방향에 따라 (+)경사AC/A비를 적용할지, (−)경사AC/A비를 적용할지를 다르게 판단한다.

*측정방법: 근거리 사위도를 측정하고 +1D or −1D 가입 시 변화되는 사위량을 확인한다.

ex 근거리 사위도가 6프리즘 외사위이고 +1D를 가입하였을 때 8프리즘 외사위로 측정된다면 +AC/A 비는 2라고 표현한다. 플러스렌즈 장입을 제거한 후 −1D의 렌즈가 장입되었을 때 6프리즘 외사위에서 2프리즘 외사위로 변화되었다면 −AC/A 비는 4가 된다.

② 경사 AC/A비 : 주시거리를 정해놓고 조절자극으로 조절성폭주비를 구한다.

*측정방법: 근거리에서 검사를 하고 원거리교정 or 근거리 교정 후(조절부족일 때) 시작한다.

경사AC/A비= {+1D 장입 시 사위량 −(−1D 장입 시 사위량)} /2

ex +1D 가입 외사위 6프리즘이고, −1D 가입 내사위 1프리즘이라면 경사AC/A비는 {−6−(1)} /2= 3.5 이다.

*정상 성인의 AC/A 비는 3~5 △/D 범위로 알려져 있다.

TIP 실제 임상에서는 양방향 평균AC/A 비 값보다 플러스나 마이너스 단방향 AC/A 비가 유용하게 사용된다.

(3) AC/A 비가 안위, 굴절이상에 미치는 영향

정위안이 AC/A 비가 낮으면 근거리 작업 시 외사위로 나타날 수 있고 AC/A 비가 높으면 근거리에서 내사위로 나타날 수 있다.

수의성 원시가 교정되지 않고 나안으로 근거리를 주시하면 내사위로 변하기 쉽고,

근시가 교정되지 않고 나안으로 근거리를 주시하면 외사위로 변화되기 쉽다. 그리고 낮은 AC/A 비를 가지고 있는 사람이 근용안경을 처방받을 때는 폭주부족으로 인한 안정피로가 발생할 수 있다는 점을 기억해야 한다.

제 04장

양안시이상 처방법 (프리즘 렌즈)

1. 프리즘 가입으로 양안시이상 처방

굴절이상을 완벽하게 교정한 상태에서도 양안시 관련 자각증상이 있다고 하면 AC/A 비를 고려한 도수조정법을 적용해 볼 수 있는데 이마저도 어렵다면 프리즘 가입법을 시도한다. 프리즘렌즈 처방 원칙은 자각증상의 완화이며 복시(diplopia)나 시각적 불편함, 안정피로, 두통과 같은 자각증상을 줄이는데 목표를 둔다. 자각증상이 뚜렷하지 않는 한 가급적이면 프리즘 처방은 자제하거나 최소한의 프리즘렌즈 처방 값을 사용하는 것이 좋다. 예를들어 가벼운 내사위안의 경우 도수조정법(플러스 도수를 높이는) 처방으로 최대한 내사위도를 줄여보고 부족하다 싶으면 그 때 프리즘렌즈 처방을 한다. 외사위안도 되도록 시훈련 방법이나 도수조정법(마이너스 도수 를 높이는) 처방을 먼저 고려한다.

1) 융합여력(fusional reserve) 검사(상대이향 검사)

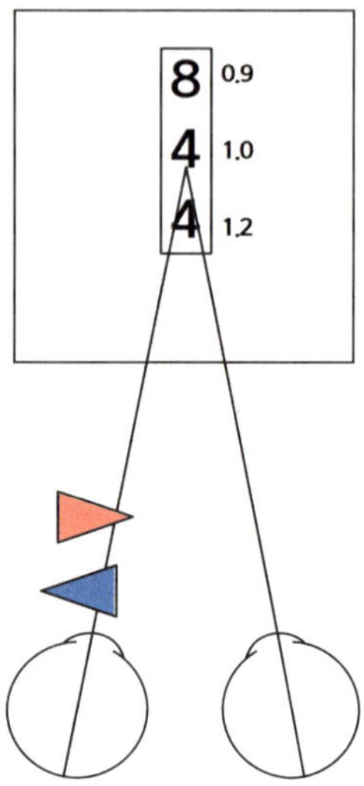

양안에 B.I, or B.O. 프리즘을 가하여 수평 융상능력을 측정하기 위한 것이다. 개산이향 운동을 유도하기 위해서는 B.I.프리즘을 부가하고 폭주이향 운동을 유도하기 위해서 B.O. 프리즘을 부가한다. 안구가 이향운동을 할 때는 조절이 개입되므로 흐린점이 발생한 후 분리점이 나타나는데 원거리 개산이향운동은 프리즘의 증가로 안구가 개산되더라도(B.I.으로 조절이 이완된 상태이기에) 흐린점을 거치지 않고 즉시 분리점이 나타나게 된다. 조절력 개입이 적은 음성융합여력 검사부터 실시한다.

TIP 융합여력(fusional reserve)과 상대폭주(relative convergence)는 개념이 유사하지만 정확한 의미는 약간 다르다. 예를 들면 fusional reserve를 찾을 때 프리즘디옵터를 증가시키면서 3개의 포인트를 찾게 된다. 먼저 상 이미지가 처음 흐려지는 포인트(흐린점), 그 다음 이미지가 두개로 보이는 포인트(분리점), 마지막으로 프리즘을 줄여나가면서 다시 상 이미지가 하나로 보이는 포인트(회복점)을 찾게 된다.
여기에서 **relative convergence는 처음 흐려지게 되는 포인트**를 일컫는다(조절에 영향을 끼치지 않는 사위안의 정도). Fusional reserve는 저 3개의 포인트 모두를 의미하는데 일반적으로는 이미지가 두개로 보이는 분리점을 말한다. 그러므로 분리점을 찾아가는 과정을 PFR, NFR라고 하는 것이 정확하다.

(1) 음성융합여력(허성상대폭주) 검사

음성융합여력(negative fusional reserve, NFR)은 개산여력을 뜻하는 것으로 내사위가 교정운동으로 내사위를 보정하고 남는 개산력을 말한다. 원거리 완교정 안경을 쓰고 최대시력보다 1~2 단계 낮은 수직 일렬시표을 주시한다. 흐린점, 분리점, 회복점을 각각 측정한다. 원거리와 근거리에서 각각 실시한다.

(2) 양성융합여력(실성상대폭주) 검사

양성융합여력(positive fusional reserve: PFR)은 폭주여력을 뜻하는 것으로 외사위가 교정운동으로 외사위를 보정하고 남는 폭주력을 말한다. 외사위를 보정한 후 양안단일시가 가능한 힘을 말한다. 원거리 완교정 안경을 쓰고 최대시력보다 1~2 단계 낮은 수직 일렬시표을 주시한다. B.O.프리즘을 증가시켜 흐린점, 분리점, 회복점을 각각 잰다. 원거리와 근거리에서 각각 실시한다.

용어 정리

- 흐린점(blur point) : 프리즘을 B.O.으로 하여 프리즘 양을 증가시키면 눈동자는 안쪽으로 돌아가고 조절량도 증가하게 되는데 어떤 시점에 이르면 물체가 흐려보인다. 또한 프리즘을 B.I.으로 하여 프리즘 양이 증가되면 눈동자는 바깥쪽으로 돌아가고 조절도 이완된다. 어떤 시점에 이르면 물체가 흐려보인다. 이때를 흐린점이라고 한다.
- 분리점(break point): 흐린점에서 계속 프리즘을 증가시키면 주시물체가 2개로 보이게 되는데 이때의 프리즘 양을 분리점이라고 한다. 피검자가 단일시를 유지하지 못하는 지점이다.
- 회복점(recovery point): 분리점에서 프리즘 양을 감소시키면 눈동자는 원래 위치로 돌아가고 사물은 하나로 보이게 된다. 이때를 회복점이라고 한다.

(3) 수직 이향운동 검사

수평시표열을 주시하고 우안 앞에 B.D. 프리즘 굴절력을 서서히 증가시켜서 break point를 측정한다. 흐린점 없이 즉시 분리점이 나타난다.

〈상대 이향운동 검사의 기댓값〉

연구자	프리즘 방향	원거리	근거리
Morgan 박사	B.I	X / 7±3 / 4±2	13±4 / 21±4 / 13±5
	B.O	9±4 / 19±8 / 10±4	17±5 / 21±6 / 11±7

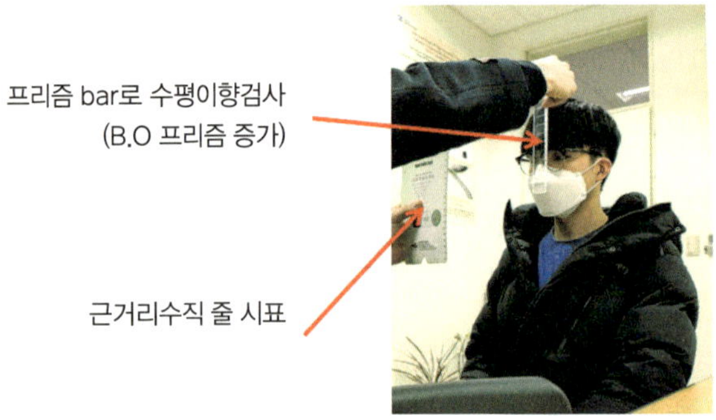

융합여력 검사

2) 근거리 수평 융상이향용이 검사

플리퍼(프리즘 플리퍼)를 이용해서 시각의 위치를 변화시킬 때 융상을 하기 위한 안구이향 운동능력을 평가하기 위한 검사이다.

좌우 합 수평 12프리즘 B.O., 3프리즘 B.I.인 플리퍼를 사용해서 검사한다.

수직정렬 근거리 시표를 주시하고 1분 동안 플리퍼를 반전하면서 선명하게 보이는 횟수를 측정한다. B.O.과 B.I.프리즘을 각각 한 번씩 수행했을 때 1사이클임.

기댓값: 12 cpm(cycles per minute) 이상

융상을 하기 위한 안구의 이향운동 능력을 검사하는 것

TIP 시환경 변화에 적응능력이 떨어지는 환자에서 기댓값이 낮게 측정된다. 이 결과값이 낮은 사람은 누진다초점렌즈 적응을 힘들어하고 일반 단초점 안경도 도수를 바꿀때 마다 어지러움증을 크게 호소하는 편이다. 근거리 수평 융상이향용이성 검사결과를 피검자의 안경적응 능력을 가늠하는 척도로 활용해도 좋다.

3) 프리즘 계산 공식으로 양안시기능이상 교정

(1) 퍼시벌 기준 프리즘 처방 공식

퍼시벌은 양안단일명시역의 중간 1/3 범위 내에는 편안하고 선명한 양안단일시가 된다고 주장하였다. 퍼시벌 공식에서 사위량은 전혀 고려하지 않는다.

프리즘 처방공식: P1= (2PRC+ NRC)/ 3

P2= (2NRC+ PRC)/3

두 식에서 같은 부호의 값이 나온다면 그만큼의 최소프리즘량을 처방해야 함.

P1은 편안하게 볼 수 있는 중앙 1/3 영역의 실성상대폭주의 한계 지점이고, P2는 편안하게 볼 수 있는 중앙 1/3 영역의 허성상대폭주의 한계 지점이다. 그래서 P1과 P2 지점의 사이에 "0"을 포함하고 있다면 프리즘 처방이 필요치 않은 것이다.

퍼시벌 공식은 실성상대폭주력(PRC)과 허성상대폭주력(NRC) 데이터를 사용한다.

*부호는 BO은 플러스, BI은 마이너스를 사용함

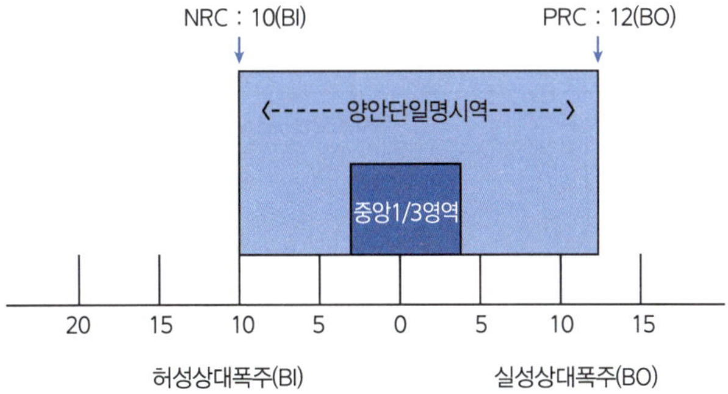

퍼시벌: 양안단일명시역의 중간 1/3 범위내에는 편안하고 선명한 양안단일시가 된다.

위 공식에서 구한 프리즘 값을 최종 처방할 때 참고한다. 퍼시벌 기준 처방은 내사위안 처방에 더 효과적인 것으로 알려져 있다.

ex 환자의 PRC가 22프리즘 BO이고

NRC가 15프리즘 BI일 경우

P1= { 2(22)+ (−15) } /3 = +9.66 프리즘 BO

P2= { 2(−15) + 22 } /3 = −2.67 프리즘 BI 으로 나타난다

→ P1과 P2가 부호가 다르므로 양안시처방은 필요없다.

(why? 편안하게 단일명시 할 수 있는 영역에 포함되어있으므로)

ex 환자의 PRC가 30프리즘 BO이고

NRC가 12프리즘 BI일 경우

P1= { 2(30)+ (−12) } /3 = 16프리즘 BO

P2= { 2(−12) + 30 } /3 = 2프리즘 BO 으로 나타난다

→ P1과 P2가 부호가 같으므로 양안시처방이 필요함(편안한 영역은 16에서 2프리즘 BO방향이므로 2프리즘 BO의 최소프리즘 양이 필요하다)

* 환자의 자각증상 여부확인 → 굴절도수는 최대시력이 나오는 범위 내에서 되도록 저교정(근시인 경우) 하기 → 프리즘 처방

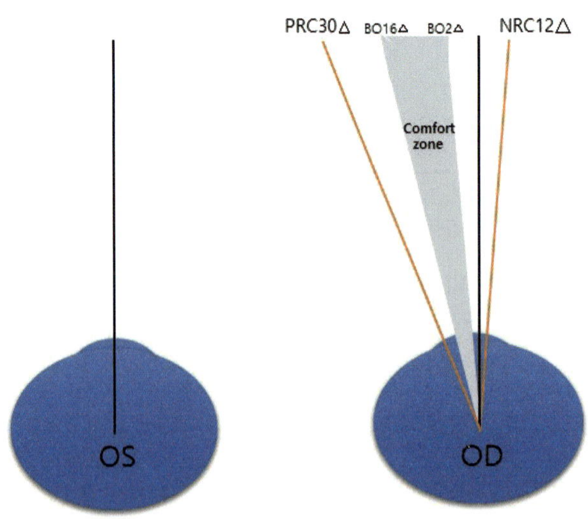

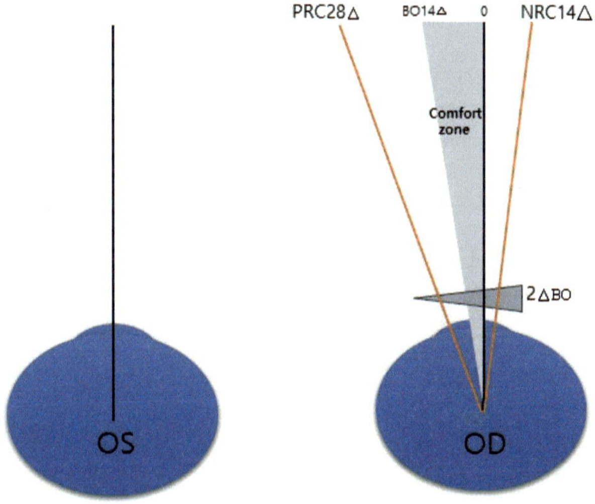

(2) 쉐어드 기준 프리즘 처방 공식

쉐어드는 안정피로를 느끼지 않는 양안시를 하려면 사위를 교정하고 남은 폭주여력, 개산여력이 사위량의 2배 크기를 가져야 한다고 주장하였다. 쉐어드 공식도 실성상대폭주력(PRC)과 허성상대폭주력(NRC) 데이터를 사용한다.

S (prism)= (2 x 사위량+ 융상여력)/ 3

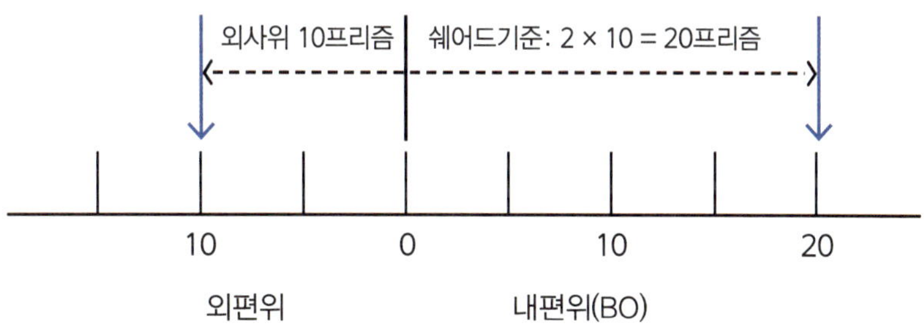

ex 환자의 외사위가 11프리즘 B.I.이고 실성상대폭주가 B.O. 27프리즘의 경우에는 쉐어드 기준으로 이 환자의 실성융상여력이 최소 22프리즘 이상이 되어야 하는데 이 환자는 27프리즘으로 사위량의 2배이상을 융상여력으로 가지고 있어서 양안시처방이 필요없다.

→ 외사위량이 비록 11프리즘으로 많지만 실성융상여력이 충분하므로 괜찮다.

ex 환자의 외사위가 13프리즘 B.I.이고 실성상대폭주가 B.O. 20프리즘의 경우에는 쉐어드기준으로 이 환자의 실성융상여력이 최소 26프리즘 이상이 되어야 하는데 이 환자는 20프리즘이므로 양안시프리즘 처방이 필요하다.

계산을 해보면 −2 프리즘 BI으로 처방으로 나온다.

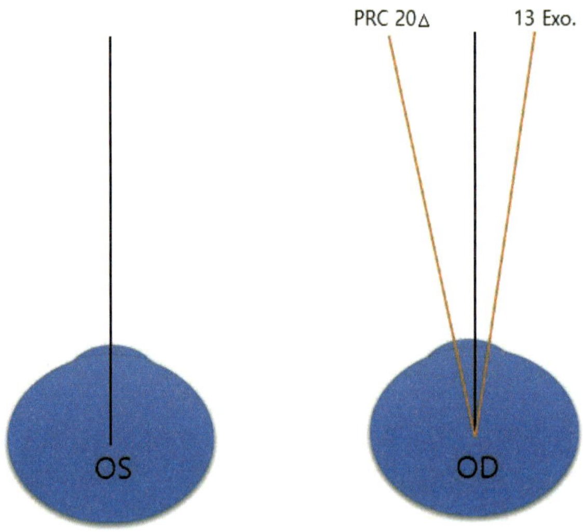

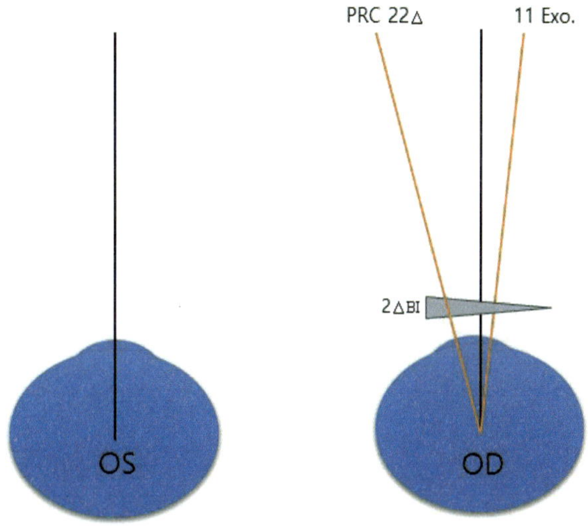

(3) 쉐어드 기준 가입도 처방 공식

쉐어드 가입도 = 쉐어드△ ÷ 경사AC/A 비

ex 양안시와 관련한 두통과 자각증상을 보이는 내사위 환자의 도수, 사위량, PRC, NRC, AC/A 값이 다음과 같다. 적절한 처방값은?

〈보기〉

OU: S−2.25 D, AC/A ratio: 4

eso: 3/4, PRC: 15/18, NRC: 3/10 △ (원거리/근거리)

답: (　　)거리 안경처방에서(　　)방향으로 (　　)△ 처방을 해줍니다.

또는 안경도수를(　　)D으로 처방 & 개산운동

TIP 프리즘 처방 안경의 초기 문제점: 기저외방의 프리즘 처방은 사물이 멀리있는 것처럼 느끼게 되어 상의 축소를 일으킨다. 기저내방 프리즘 처방은 사물이 커보이고 근접해 보이는 문제점이 있다.

제 05장
상대조절 검사

1. 상대조절 검사란

폭주를 일정하게 유지시키고 굴절력을 변화시킬 때 양안단일시를 유지하기 위한 조절의 폭을 말한다. 조절과 폭주의 균형이 깨지지 않는 범위에서 조절력의 변화량을 측정한다. 조절반응량이 변화할 때 폭주상태를 일정하게 유지할 수 있는 능력을 파악한다. 일정한 거리에 있는 시표를 양안으로 주시하여 폭주량을 일정하게 하고 양안선명시를 유지하면서 조절 감소 능력 측정한다.

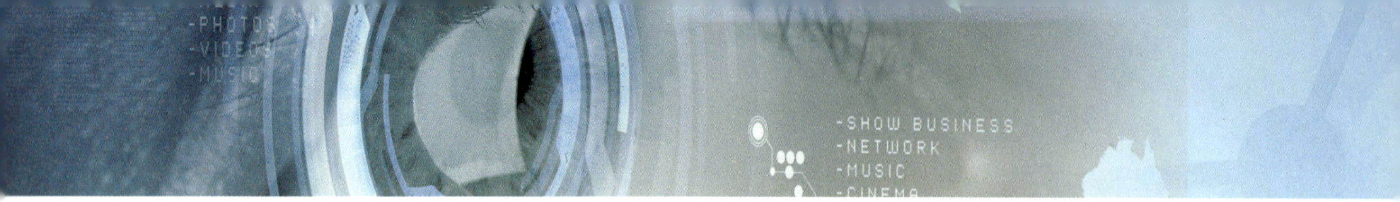

1) 상대조절 검사 종류

(1) 음성상대조절력(NRA)

시표가 흐려보일 때까지(지속적인 흐림) 부가한 플러스 도수(조절 이완)를 음성상대조절력(negative relative accommodation, NRA)라고 한다.

(2) 양성상대조절력(NRA)

시표가 흐려보일 때까지(지속적인 흐림) 부가한 마이너스 도수(조절 수축)를 양성상대조절력(positive relative accommodation, PRA)라고 한다.

2) 검사조건

포롭터에 근거리 PD로 조정 후, 원거리교정 도수를 장입하고 검사를 시행한다.

근거리 시력표를 40 cm에 위치시키고 밝은 조명을 사용한다.

3) 검사방법

피검사자의 최대 근거리 시력보다 1~2줄 위의 시표 주시

조절 자극을 피하기 위해 NRA를 먼저 실시

주시 시표가 흐려져 보일 때까지 양안 동시에 +0.25D 단위로 장입

처음으로 흐려져 보이는 것이 유지될 때까지 (+)렌즈를 가입

시표가 흐려졌다고 하였을 때 시표를 더 주의 깊게 주시하여 시표가 다시 선명하게 보인다면 계속 (+)렌즈를 가입하여 흐려져 보이는 것이 유지될 때가 종료점이다. PRA 검사도 동일한 방법으로 수행하면 된다.

*종료점까지 가입된 (+)렌즈의 양이 음성상대조절력(NRA)

*종료점까지 가입된 (–)렌즈의 양이 양성상대조절력(PRA)

4) 상대조절 검사를 하는 이유?

객관적이고 과학적인 노안 처방 값을 산출가능하고 조절력을 분석하는데 이용 가능함

*내안근의 힘을 분석하여 노안처방에 활용

노안가입도 처방: (NRA+PRA)/2

기능성렌즈 처방 : (NRA+PRA)/2

*기대값: NRA: +2.00 D, PRA: −2.50 D

노안은 NRA와 PRA 값이 다양하게 변하는 특징이 있음.

*연습문제

ex 다음 보기의 처방전을 가진 환자의 경우에는 근거리용 안경 도수를 어떻게 산출해야하는가?

〈보기〉

Far: S−2.50 C−150 ax90, PRA: −1.00 NRA: +2.00

Final Prescription

(Far/Near)

제 06장

양안시기능 그래프 분석과 사위안의 유형별 분석

1. 양안시기능 그래프 분석

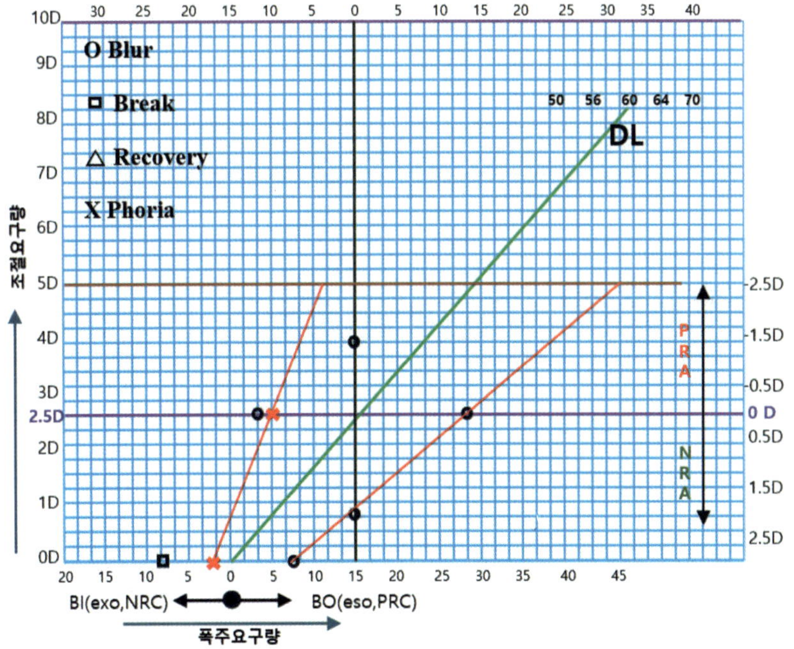

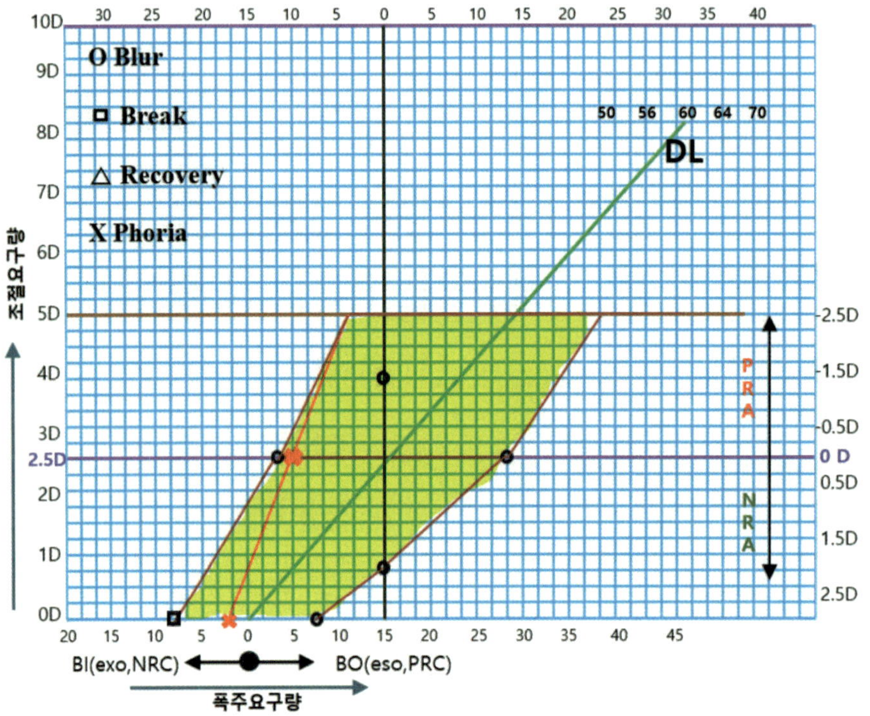

양안시기능 그래프 분석법은 돈더스(Donders)가 조절과 폭주에 관한 양안시기능 데이터를 체계적으로 파악하기 위해서 제안한 그래프를 말한다. 원,근거리 안위 및 조절과 폭주에 대한 상대적 관계를 한눈에 알 수 있게끔 조절과 양안시데이터 결과를 점으로 표시하여 나타내는 방법으로 수치만으로 언뜻 파악하기 어려운 정보를 쉽게 알 수 있는 장점이 있다. 위 그래프를 보면 가장 가운데 긴 라인을 돈더스 라인이라고 한다. 이 선은 정위인 사람(PD 60 mm)이 원거리 주시(5 m 이상 거리) 때의 점과 근거리 주시(40 cm 거리) 때 조절과 폭주요구량을 이상적으로 나타낸 가상의 선이다. 가장 편안하게 양안선명시가 가능한 조절자극 값과 폭주자극 값을 갖는 좌표점의 집합으로 만들어진 선이다. 양안시 그래프는 총 10개의 데이터를 기반으로 분석을 하게 된다. 수평사위 값(원/근거리), PRC(원/근거리), NRC(원/근거리), PRA, NRA, Ac, NPC의 데이터가 그래프에 포함된다.

그래프의 좌측 Y축을 보면 검사거리에 대한 조절자극값을 의미한다. 즉 0 D이면 5 m 이상의 원거리를 의미하여 조절자극이 없음을 나타낸다. 1 D는 1 m, 2 D이면 50 cm, 2.5 D이면 40 cm의 조절자극이 발생한다는 의미이다. 우측에 있는 Y축을 보면 상대조절에 대한(근거리에서 양안시가 유지되는 상대조절력의 크기) 내용이 나타나 있다. 0을 중심으로 아래는 NRA 데이터, 위로는 PRA 데이터가 표기되었다.

X축의 하단부는 원거리의 NRC, PRC, 사위 데이터인데 원거리에서 NRC의 흐린점은 발생하지 않으므로 break point가 표기되었다. 근거리의 NRC, PRC, 사위에 대한 데이터를 표기할 때는 반드시 2.5 D(40 cm)에 해당하는 라인 위에 데이터를 표기해야 한다. 원거리와 근거리의 사위 지점이 연결된 사위선의 기울기를 보면 기울기가 steep한 경우에는 낮은 AC/A 비, flat한 경우에는 높은 AC/A 비 경향을 보인다. 마지막으로 색상이 덧입혀진 부분이 양안선명단일시 영역(ZCSBV, Zone of clear single binocular vision)이다. 이 부분은 원,근거리의 NRC와 PRC의 점들과 최대조절력 라인으로 만들어지는데 수평과 수직 폭이 넓은 것이 양안시에 유리하다. 수평 폭이 좁다면 폭주와 개산 범위가 작음을 의미한다. 양안선명단일시 영역의 수평위치는 수평사위도에 따라 결정되고(외사위는 왼쪽으로 이동, 내사위는 우측으로 이동함) 상하 높이는 나이, 최대조절력의 크기에 의해 결정된다.

2. 외사위안 유형별 분석

*외사위안의 기본적인 특징 정리

근시안에서 (저, **과**)교정이 도움이 될 수 있다(AC/A비가 충분할 때)

교정 프리즘 방향은 (**BI**, BO)방향이 되어야 한다

훈련 프리즘 방향은 (BI, **BO**)방향이 되어야 한다

안정피로는 내사위보다 다소 (**경하다**, 심하다)

실제로 프리즘 처방을 했을 경우에 효과가 (**덜하다**, 좋다)

외사위 프리즘량 처방은 (퍼시벌, **쉐어드**) 기준으로 하는 것이 더 적절하고 일반적으로 (**렌즈교정 도수조정법**, **시훈련**, 프리즘가입법)이 효과가 좋은 편이다.

1) 외사위-폭주부족형(외사위에서 가장 많이 발병)

원거리를 볼 때는 정위이고 근거리 주시 때는 외사위로 나타난다. 원거리보다 근거리 주시 때 외사위도가 크다. 근접성 폭주가 매우 낮다. AC/A비가 낮고, 근점거리가 멀다.

근거리 작업을 많이 안 하거나 한눈 억제 시 증상이 없을 수 있다.

*증상: 근거리 때 외사위 발현, 근거리 작업 때 증상이 심함, 간헐적 한눈 억제
머리 앞쪽 두통, 복시, 흐림, 독서 시 쉽게 졸림, 오심
집중력 저하 → 이해도 저하

*특징: 분리점과 회복점의 차이가 큼

AC/A비의 고려: 계산 AC/A비가 3 ratio 이내임

사위도의 고려: 원거리와 근거리 편위도 차이가 5프리즘 이상임

조절에 대한 고려: 근거리 때 복시를 극복하기 위해 폭주를 최대한 해야 한다

*처방: AC/A비가 낮기 때문에 도수과교정 불합리

근점거리가 10 cm 초과, 1회 때의 근점거리는 정상일지 모르나 3회 이상 반복 시 현저히 멀어진다(2 cm 이상). 협동안 운동으로 조절발생 → 폭주가 힘듦

Push-up을 통해 폭주훈련처방 용이

**향후 개선되지 않는다면 BI 처방, 수직 편위는 항상 수직 프리즘 처방

ex 외사위-폭주부족 사례

성인 남성, 고등학교 때부터 장시간 독서 시 글자가 흐려 보이고 복시, 안구통증이

있었다. 어릴 적부터 버스 탈 때 오심 증상이 있었고 눈부심을 호소

책을 보면 한쪽 눈으로 본다는 느낌이 가끔 있었음

책을 볼 때 읽었던 줄을 다시 읽기에 책을 집중해서 보기 힘듦

가림검사	좌안 외사위 보임
조절근점	10/ 10 /
폭주근점	15/ 18 /
조절력	10 D
조절용이	8 cpm
	(+−2.00D에서 반전 후 선명한 경우 1cycle. 1분에 8cpm 정상)
경사AC/A	3
계산AC/A	4
원거리사위	7 PD
근거리사위	14PD

2) 외사위-개산과다형(외사위에서 가장 적게 발병)

Bair 주장: 1000명의 외사시 중 7.5% 발병. 흔치 않음.

근거리보다 원거리에서 외사위량이 크다.

양안시 상태가 정상에 가깝고 자각증상이 경미함.

개산과다 환자의 50%는 수직사위도 동반한다.

폭주부족과는 달리 원거리 주시 때 증상이 발현되는 편이다.

*증상: 심한 눈부심(dry eye, 난시 미교정 상태의 환자와 감별해야 함)

머리 기울임, 햇볕에서 유난히 한 쪽 눈을 찡그린다면 의심

AC/A비의 고려: 계산 AC/A비가 12 초과

경사 AC/A 3~4 로 정상치에 가까움

*사위도의 고려: 원거리에서 외사위 심함

*처방: 경사AC/A비 충분 → 근시 과교정법 시도

경사AC/A비 불충분 → 시훈련

* 일반적으로 개산과다 환자는 AC/A비가 충분하기 때문에 근시안에서 과교정 권함. BO훈련 효과가 좋기 때문에 되도록 프리즘 처방을 안한다.

수직방향으로 편위는 항상 수직 프리즘을 처방한다.

ex 외사위-개산과다형 10세 초등학생 남학생

왼쪽 편위 보임. 피곤하거나 밤에 눈이 편위된다. 자각증상은 없고 건강상태 양호

가림검사	외사위 확인
조절근점	7.69 cm
폭주근점	7 cm
조절용이	3
	(+-2.00D에서 반전 후 선명한 경우 1cycle. 1분에 8cpm 정상)
경사AC/A	4
계산AC/A	12
원거리사위	20 exo.
근거리사위	5 exo.
MR	OD: +0.25 (1.0)
	OS: +0.25 (1.0)

3) 기본외사위(폭주부족 다음으로 많이 발병) 외사위

Duan: 177명 외사위 중 27.6%라고 주장. 원거리와 근거리에서 사위량 비슷함.

*증상: 근거리, 원거리 모든 거리에서 자각증상 발생

눈 주위가 당겨지는 느낌, 두통, 흐림, 복시, 이해력 저하, 집중력 저하, 오심

(자각증상은 외사위안에서 모두 비슷)

AC/A비의 고려: 정상에 가까움

사위도의 고려: 원거리, 근거리에서 모두 비슷하게 외사위량이 큼

*특징: 기본형 외사위 환자의 절반은 수직편위도 동반되어 있음, 원거리, 근거리에서 양성융합버전스가 떨어짐

*처방: 근시이고 경사 AC/A비가 충분하다면 → 근시 과교정 처방을 시도

단, 원시나 약시라면 도수를 완교정하고 시훈련 시도

편위량이 25프리즘 이상으로 높다면 BI 프리즘 처방

수직방향으로 편위는 프리즘으로 항상 수직프리즘 처방을 해야 함

ex 기본외사위 사례

성인 남성

피곤하거나 늦은 밤에 눈이 편위된다. 자각증상이 있으나 건강상태는 양호

가림검사 외사위 확인

조절근점 15 cm

폭주근점 25/40 cm

조절력 정상

조절용이 11 cpm

(+−2.00D에서 반전후선명한 경우 1cycle. 1분에 8cpm 정상)

경사AC/A　4

계산AC/A　6

원거리사위　15 exo.

근거리사위　15 exo.

MR　　　OD: −2.00(1.0)

　　　　OS: −1.50(1.0)

*외사위를 위한 시기능훈련의 요약

피검자의 불편한 증상을 성공적으로 제거하고 검사 데이터를 정상수준으로 만들 수 있는 접근방법을 제시한다. 기본 외사위의 처치에서 렌즈, 프리즘 및 시기능 훈련의 사용은 매우 성공적이어서 실제로 수술이 필요없다. 그러나 편위도가 30△ 이상이라면 사시수술을 고려해야 한다.

3. 내사위안 유형별 분석

*내사위안의 기본적인 특징 정리

시생활을 할 때 (폭주, **개산**)에 어려움이 있어서 눈의 피로가 쌓이는 유형

내사위이면서 근시인 경우에는 (저, **과**)교정은 금물

교정 프리즘 방향은 (BI, **BO**)방향이 되어야 한다

훈련 프리즘 방향은 (**BI**, BO)방향이 되어야 한다

눈의 안정피로는 외사위보다 다소 (경하다, **심하다**)

실제로 프리즘 처방을 했을 경우에 효과가 (덜하다, **좋다**)

증상이 심한 거리를 기준으로 프리즘 처방을 하는 것이 적절하다

프리즘 처방은 (**펴시벌**, 쉐어드) 공식이 더 적절하고

일반적으로 내사위는 (**프리즘 가입법**, **렌즈교정 도수조정법**, 시훈련)이 효과가 좋은 편이다.

내사위안이 증가하는 원인

1. 장시간 근거리에서 스마트폰의 사용(내직근이 강화되어 내사시 유발)
2. 근거리 작업 시간 폭증
3. 야외활동 부족(운동부족)

1) 개산부족형 내사위

가장 드물다. 증상은 매우 심하다.

*증상: 간헐적 복시 호소, 두통, 눈 피로감, 오심, 졸림, 흐린 시력, 복시, 예민함 등
원거리에서 내사위도가 높다. 원거리에서 내사위도가 높으므로 원거리에서 NRC 값 확인
원거리에서 허성상대 폭주값이 비정상적으로 나옴
원거리에서 내사위 2~8 프리즘, 근거리에서는 약한 내사위도를 보임
원거리와 근거리 편위도가 8 프리즘 이상 차이남

*처방: 원거리에서 NRC가 낮고, 계산 AC/A비가 낮기 때문에 근시의 저교정, 원시의 완교정에서 프리즘 처방을 같이 병행한다. 또한 수직편위가 동반되었다면 수직 프리즘처방을 한다. 완전교정시에도 원거리 교정시력이 낮은 편이다.

ex 개산부족형 내사위 사례

성인여성 20분 정도 근거리 작업을 하면 눈이 불편함

가림검사	외관 정상
폭주근점	정상
조절력	정상
조절용이	8
	(+−2.00 D에서 반전 후 선명한 경우 1cycle. 1분에 8cpm 정상)
경사AC/A	3
계산AC/A	3
원거리사위	10 eso.
근거리사위	정위
NRC (원거리)	복시
PRC (원거리)	12/30/25
MR	OD: S−200 (1.0)
	OS: S−200 (1.0)

2) 폭주과다형 내사위

Porcar, Martinez−Palomera 주장: 대학생에서 1.5% 발생

*증상: 근거리 주시 때, 피로,두통,흐림, 복시, 집중장애, 졸림, 이해력 저하를 호소함

AC/A비 대한 고려: 7 ratio 이상의 AC/A비 보임

근거리에서 내사위도가 높음, 근거리 NRC 값을 확인

NRC 값이 비정상적으로 나옴

*처방: AC/A비가 높기 때문에 우선 도수(+)가입을 고려

ex 내사위(폭주과다)라면, +도수 쪽으로 증가(근시일 땐 저교정
원시일 땐 과교정)

원거리에서도 내사위가 존재한다면 프리즘 처방을 같이 병행한다.

또한 수직편위가 동반되었다면 수직 프리즘처방을 한다

*폭주과다형은 프리즘, 렌즈가입 등이 효과가 좋기 때문에 수술을 하지 않는다.

근거리에서 문제되는 유형이다. AC/A ratio가 높기 때문에 도수조정법을 적극적으로 사용한다.

*처방: 도수조정+프리즘처방

ex 폭주과다형 내사위 사례

13세의 초등학생. 15분 정도 근거리 작업을 하면 불편함

숙제를 많이 하기 시작한 5학년 때부터 증상이 발현됨

가림검사	외관 정상
조절근점	6.6 cm
폭주근점	5/5 cm
조절력	15 D
조절용이	−2D 장입시 복시(+−2.00D에서 반전 후 선명한 경우 1cycle. 1분에 8cpm 정상)
경사AC/A	8
계산AC/A	10
원거리사위	0
근거리사위	10 eso.
NRC (근거리)	x/4/0
PRC (원거리)	14/30/18

MR	OD: S−175 (1.0)
	OS: S−175 (1.0)

3) 내사위-기본내사위

Scheiman 등은 6~18세 1650명에서 0.7%가 기본내사위형이라고 주장함.

*증상: 원거리, 근거리 모두에서 증상 호소
두통, 눈 피로감, 오심, 졸림, 흐린 시력, 복시, 이해력 저하 등
원거리, 근거리에서 NRC 값이 낮음, 원거리, 근거리에서 편위도가 5프리즘 이내이고 AC/A비는 정상에 가까움

*처방: <u>프리즘 처방, 렌즈가입법이 효과가 매우 좋으므로 수술하지 않는다.</u>
수직편위가 동반되었다면 수직 프리즘 처방을 한다

기본내사위 사례)

10세 초등학교 3학년, 눈이 약간 편위되어 보임

가림검사	내측 편위
폭주근점	5 cm
조절력	8.3 cm
조절용이	−2 D 가입 시 복시(+−2.00D에서 반전 후 선명한 경우 1cycle. 1분에 8cpm 정상)
경사AC/A	6
계산AC/A	5
원거리사위	6 eso.
근거리사위	5 eso.

NRC (원거리)	복시
PRC (원거리)	18/20/16
NRC (근거리)	복시
PRC (근거리)	12/18/ 15
MR	OD: S+125 C−050 x90 (1.0)
	OS: S+100 C−025 x90 (1.0)

⋆연습문제

사례)

가림검사	외관 정상
조절근점	6.6 cm
폭주근점	5/5 cm
조절력	15 D
조절용이	−2D 장입시 복시(+−2.00D에서 반전 후 선명한 경우 1cycle. 1분에 8cpm 정상)
경사AC/A	8
계산AC/A	10
원거리사위	0
근거리사위	10 eso.
NRC (근거리)	x/4/0
PRC (원거리)	14/30/18
MR	OD: S−300 (1.0)
	OS: S−300 (1.0)

답: 상기 환자의 진단은? (   )

제 07장
감각상태 평가

감각상태를 평가하기 위해서는 입체시를 잘 하고 있는지 알아보는 것이 중요하다.

1. 워쓰4점 검사

워쓰4점 검사(Worth Four Light Test)는 주로 대상자의 주변부 융상, 억제를 확인하는 유용한 검사법이다. 입체시가 40초 이하거나 단안시력이 현저히 떨어지는 경우, 양안시 이상이 있다고 판단될 때 실시한다. 적녹안경을 통해서 4개의 다른 색의 빛과 점을 볼 수 있는지를 테스트하여 4점이 제대로 보이면 정상, 붉은점 2개만 보이면 좌안 억제, 녹색점 3개만 보이면 우안억제, 5점으로 보이면 복시로 판정한다. 억제와 이상망막대응(ARC)을 조사하는 가장 간단한 방법 중 하나라고 할 수 있다.

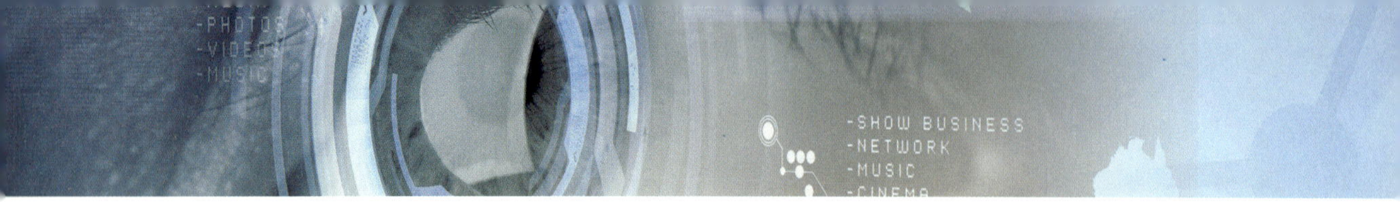

2. 티트무스 입체시 검사

원용 교정상태에서 편광렌즈를 가입 후 근거리에서 티트무스 입체시표를 주시하게 하여 검사를 진행한다. 양안의 융합과 입체시가 잘 이루어지는지 확인 할 수 있다. 입체시 정도를 평가할 수 있고 3분 내로 할 수 있는 검사로 안경원에서 많이 활용한다. 입체시의 정상 기준은 연구자마다 차이가 있으나 대략 30~50초 범위로 알려져 있다.

3. 티엔오 입체시 검사

원용교정 후 적녹안경을 쓰고 근거리에서 티엔오 입체시표를 주시한다. 티엔오 검사는 480초까지 측정 가능하며 한눈단서(monocular clue)를 배제할 수 있다.

4. 란도트 입체시 검사

원용교정 후 편광안경을 착용한 상태에서 란도트(Randot) 입체시표를 근거리에서 주시한다. 입체시표가 무작위로 구성되어 있어 단서가 없고 추측하여 응답하기가 어렵다.

5. 랑 입체시 검사

원용교정 후 랑(Lang) 입체시표를 근거리에서 주시한다. 소아에게 친숙한 동물, 사물로 구성되어 있어 쉽고 간단하게 입체시 문제를 확인 할 수 있다. 소아의 입체시력 문제를 조기에 발견하기 위해 고안되었다.

6. 난점 E 검사

원용교정 후 편광안경을 쓰고 난점 E 입체시표를 50cm거리에서 주시한다. 난수점으로 이루어진 카드와 입체감이 있는 "E" 카드를 비교하여 입체감을 테스트한다.

7. 바골리니렌즈 검사

원용교정 후 바골리니렌즈를 우안 앞에 45도로 좌안에 135도에 가입한다. 바골리니렌즈는 도수가 없는 렌즈에 가는 줄이 삽입되어 있어 피검자에게 빛을 비추면 퍼지는 빛을 확인할 수 있다. 자연시가 가능한 상태에서 검사를 한다.

8. 4프리즘 BO 검사

양안시기능인 융합과 중심부근의 암점유무를 조사하기 위한 검사이다. 원용교정 후 우안에 4프리즘 BO을 장입하고 눈을 관찰한다. 정상의 경우에는 우안이 안쪽으로 움직이고 좌안도 함께 움직이다가 복시를 피하기 위해 눈은 원래 위치로 돌아온다. 그런데 억제가 있으면 프리즘의 정각방향으로 움직인 상태에서 그대로 멈춘다.

제 08장
안구운동 평가

1. 안구 운동의 평가

안구운동의 신경자극은 망막의 중심오목 이외 부분인 주변부 시세포가 자극을 받아 발생한다. 주변부의 시세포가 자극을 받으면 정확한 정보를 얻기 위해 눈동자를 주시 물체 방향으로 돌려 시선이 일치되고 조절 발생으로 정확히 중심오목에 초점이 맺게 된다.

일련의 과정에서 신경이 관여하여 주변시에서 뇌까지 신호를 이동시키는 역할은 시신경이 담당하고 물체가 감지된 후 눈동자를 돌리고 조절을 통해 초점을 맞추도록 하는 역할은 동안신경이 담당한다. 일반적으로 사용되는 시력은 정지시력(SVA:Static Visual Acuity)이지만 축구, 야구 등 구기종목과 같이 빠른 속도로 움직이는 대상을 주시하거나 직접 움직이면서 보는 경우에는 동체시력(DVA: Dynamic Visual Acuity/ KVA: Kinetic Visual Acuity)이 중요하다.

*망막에서 뇌까지 경로는 구심성 경로

뇌에서 눈으로 전달은 원심성 경로

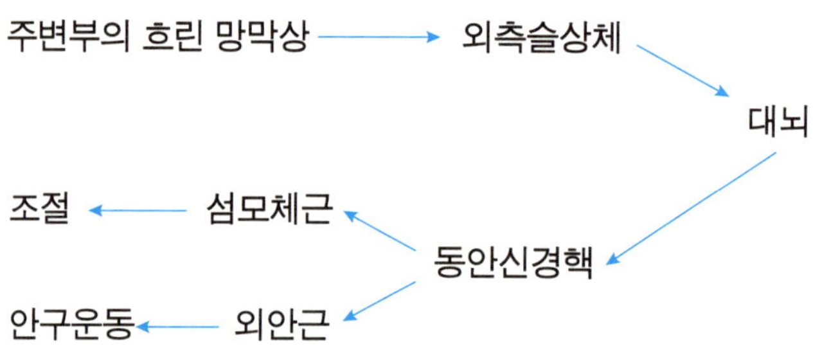

1) 충동안구검사: 돌발적이고 속도가 매우 빠른 안구운동이다.

충동안구운동은 초속 300도이고 이향운동은 초속 30도로 약 10배 정도의 차이가 있다. 충동안구운동은 운동의 각이 클수록 속도가 빠르다. 운동의 시작점에서 빠른 운동이 발생하고 정지지점에서 느려진다.

* 뇌신경이상(뇌종양, 뇌질환, 근무력증)으로 충동안구 운동장애가 발생
* 주의력 부족, 운동 과잉, 미교정으로 인한 시력저하로도 충동안구 운동장애가 발생
* 증상: 사위의 자각증상과 비슷하다. 책을 읽을 때 한 줄씩 건너뛰면서 읽거나 단어를 빠뜨린다던가 하는 증상이 있다. 구기종목 운동을 할 때 손과 눈이 협응이 안 돼서 운동능력이 떨어짐

(1) SCCO(Southern California College of Optometry)검사(타각적)

충동안구운동 검사로 홱보기 기능을 평가하기 위한 검사이다. 작은 알파벳(0.2~0.3)이 새겨진 연필 2자루를 피검자 앞 40 cm에 위치시킨다(좌우 간격은 25 cm).

좌측 연필을 본 다음 우측 연필을 보는 방식으로 좌우를 번갈아 보게하여 10회 반복 실시한다.

〈판정〉

+3점 이상은 정상으로 판정한다.

- 정확히 돌리면 +4 점, 약간 작게 돌리면 +3 점
  전체적으로 너무 작게 또는 너무 크게 돌리면 +2 점
  주시에 장애가 있으면 +1 점

* 점수가 +2 점 이하면 충동안구 운동에 문제가 있다고 판정함

(2) 순차주시검사(타각적)

투명한 아세테이트 시트 위에 숫자, 글자, 그림을 표시한 후 피검자에게 건네준다. 검사자는 이 시트지를 주시하는 피검자의 눈 움직임을 관찰한다.

피검자의 눈이 정확하게 돌아가지 않는지, 혹은 고개를 돌리면서 보는지를 직접 관찰할 수 있어 유용하다. 최근에는 안구추적(eye tracking) 장치를 이용하여 충동안구검사를 과학적으로 평가한다.

(3) DEM(Developmental Eye Movement)(자각적)

자각적 충동성 안구운동으로 핵보기 기능을 평가하기 위해 고안되었다. 타깃을 눈으로 보고 곧바로 말할 수 있는 능력을 측정하는데 수평 독서시간과 수직 독서시간을 비교하는 방식이다. 검사자는 피검자에게 정해진 순서대로 각각의 검사지를 들고 숫자를 가능한 정확하고 빠르게 소리내어 읽도록 주문한다. 검사자는 기록지를 보면서 확인하거나 녹음기를 이용한다.

*검사법: TEST-A를 수직방향으로 소리내어 읽는다. 이때 틀린 개수, 반복 and 추가해서 읽은 개수와 소요시간을 기록한다.

TEST-C는 수평방향으로 소리내어 읽고 틀린 개수, 반복 and 추가해서 읽은 개수, 누락한 개수와 소요시간을 기록한다.

전체 틀린 개수를 기록한다.

전체 틀린 개수=s+a+o+t

(잘못 읽은 숫자는 s, 반복 and 추가해서 읽은 숫자는 a, 누락시킨 숫자는 o, 순서를 바꿔 읽은 때는 t로 기록)

조정시간(adjusted time)은 측정시간 x 80/(80−o+a)

수평조정시간을 수직조정시간으로 나눈 비율 계산하기

〈판정〉

타입 1: 정상적인 충동 안구운동 기능을 수행함, 수직시간과 조정된 수평시간 모두 정상, 비율도 정상임

타입 2: 수평 미세충동안구운동 장애임, 수직시간은 정상인데 수평조정시간이 비정상으로 증가하여 비율이 비정상으로 나타남

타입3: 수평, 수직의 안구운동 장애임, 수직시간과 수평조정시간이 비정상이지만 비율은 정상인 경우임

타입4: 충동안구운동의 장애를 의미함, 수직과 수평시간이 비정상임, 수평시간이 길고 비율도 비정상인 경우임

3	4	6	7
7	5	3	9
5	2	2	3
9	1	9	9
8	7	1	2
2	5	7	1
5	3	4	4
7	7	6	7
4	4	5	6
6	8	2	3
1	7	5	2
4	4	3	5
7	6	7	7
6	5	4	4
3	2	8	6
7	9	4	3
9	2	5	7
3	3	2	5
9	6	1	9
2	4	7	8

TEST A

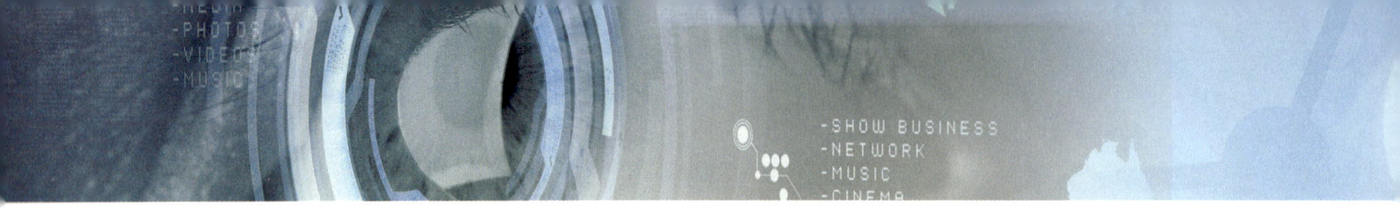

3		7	5			9			8
2	5			7		4			6
1			4		7		6		3
7		9		3		9			2
4	5				2			1	7
5			3		7		4		8
7	4		6	5					2
9		2			3		6		4
6	3	2		9					1
7				4		6	5		2
5		3	7			4			8
4			5		2			1	7
7	9	3							2
1			4			7		6	3
2		5		7			4		6
3	7		5			9			8

TEST C

2) 추종안구운동:

피검자가 움직이는 물체를 볼 때 안구운동상태를 검사자가 직접 관찰하는 방법

(1) 직접 관찰법

유아에서 중장년층까지 전 연령에서 검사가 가능하다. 피검자가 고개를 움직이는 머리 운동을 못하도록 미리 지시해야 한다. 피검자의 눈 앞 40cm 거리에서 근거리 시표(0.2 시력)를 주시하도록 하고 시표를 우에서 좌로, 좌에서 우로, 위에서 아래로, 아래에서 위로 움직이면서 따라보기를 하도록 지시한다.

〈판정〉

3+이상을 정상으로 판정

4+: 정확함

3+: 1회 주시 상실

2+: 2회 주시 상실

1+: 2회 이상 주시 상실

(2) H-S 스케일

검사자는 작은 타깃(펜라이트)을 손에 들고 피검자에게 따라보게끔 지시한다(10점 만점).

〈판정〉			
	눈의 움직임:	모든 방향에서 정상 주시	3점
		가끔 타깃에서 이탈	2점
		홱 돌아감(주로 타깃 상에서)	1점
		불가능	0점
	머리움직임:	움직임 없음	3점
		조금씩 움직임	2점
		지속적으로 머리 움직임	1점
		지속적으로 머리가 많이 움직임	0점
	자동성:	자동적인 추종운동	3점
		추종이 감소	2점
		많이 감소	1점
		불가능	0점
	지속성	1분간 지속 가능	1점
		불가능	0점

3) 주시안정성 검사: Fixation stability를 확인하는 것으로 눈의 안정적인 주시상태 검사하는 것임. 안정적인 주시가 안된다면 사시,사위와 같은 양안시이상을 의심할 수 있다. 지속적인 주시가 어렵기 때문에 독서가 힘들고 다양한 안정피로를 동반한다. 피검자에게 한 개의 타깃을 주시하도록 한다.

〈판정〉

3점 이상을 정상으로 판정

5점: 10초 이상 안정주시

4점: 10초 동안 안정주시

3점: 충분함, 최소 5초 동안 안정주시

2점: 약함, 5초 이하 안정주시

1점: 매우 약함, 주시 불능

제 09장
양안시기능 훈련

*양안시기능 훈련(vision training)의 일반적인 지침

1. 피검자가 쉽게 수행할 수 있는 수준을 결정한다-자신감과 동기부여
2. 훈련에 실패하는 수준을 알게 한다-훈련 회피, 실행하기 주저함
3. 긍정적인 마음과 의지를 갖을 수 있도록 한다- 보상과 칭찬
4. 효과적인 훈련수준을 유지한다-난이도 조정
5. 본인의 눈에서 변화가 발생해야 한다는 점을 강조한다-내부의 변화
6. 시기능 훈련의 목표를 정확히 이해시킨다-요구되는 성과
7. 현실적인 훈련목표를 설정하고 유연성을 갖는다-유동성 필요
8. 피드백을 제공하는 시훈련을 적용한다-복시, 흐림, 억제 등

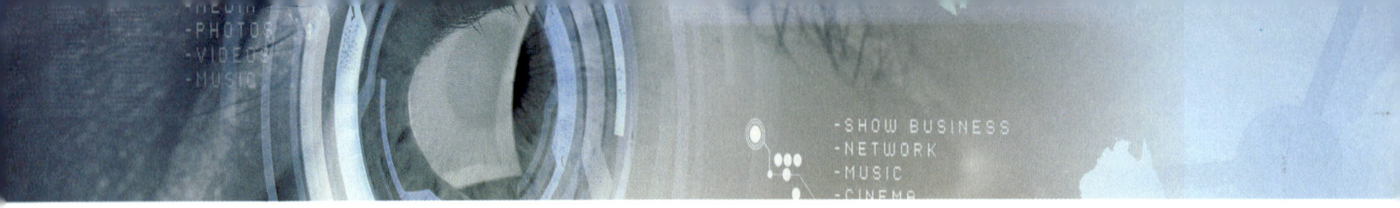

1. 외안근과 내안근을 단련

*양안시기능 훈련=vision training

1) 융합버전스훈련법- 폭주,개산 훈련

(1) 프리즘을 이용한 융합버전스 훈련

*훈련의 목적

양성, 음성융합 버전스의 가동범위 폭을 증가시키고 반응속도를 향상시킴

*훈련 방법: 피검자가 원, 근거리 시표를 주시할 때 프리즘을 가입시켜 자극을 주고 타깃을 하나로 보려는 노력이 중요함

*훈련 포인트: 외사위는 B.O.으로 훈련/ 내사위는 B.I.으로 훈련

*훈련 목표: 15번씩 3세트를 목표로 단일시 훈련

(2) Brock string을 이용한 훈련

*훈련의 목적

폭주부족, 양안시 이상자에게 시행되는 시훈련으로 양안시이상으로 인한 자각증상을 개선하고 의도적으로 폭주를 발생 시킬 수 있는 능력을 향상시킴

*훈련 방법: 흰줄의 한쪽 끝은 고정된 지점에 묶어두고 다른 쪽 끝은 본인의 코끝에 위치시킨다. 세 개의 구슬을 30 cm, 60 cm, 90 cm의 거리 간격을 두고 위치시킨다. 피검자는 눈에서 가장 멀리 있는 구슬을 5초간 주시하고 그 다음은 중간구슬을 5초간 주시하고 마지막으로 가장 가까이에 있는 구슬을 5초간 주시한다. 주시점이 바뀔 때마다 폭주되는 느낌을 인지하면서 집중하는것이 중요함

*훈련 포인트: 융합은 5초 이상 성공적으로 해야함

훈련 난이도를 BI/BO 프리즘의 가입으로 증가시킬 수 있음

ex 난이도 증가: 플러스렌즈, BO 프리즘 증가, 주시거리 단축

난이도 감소: 마이너스렌즈, BI프리즘 증가, 주시거리 멀어지도록 이동

*훈련 목표: 눈 앞 2.5~3 cm에서 융합할 수 있도록 훈련

(3) Barrel Card

*훈련의 목적

의도적으로 폭주를 할 수 있는 능력을 개발함

폭주에 도움을 줌

*훈련 방법: 흰색 카드의 양쪽면에 3개의 원이 있다

베럴카드를 코에 맞대고 가장 멀리있는 원을 주시한 다음에 가운데 원을 10초 간 주시하고 마지막으로 가장 가까운 원을 10초 간 주시함

*훈련 포인트: 융합은 10초 이상 성공적으로 해야함

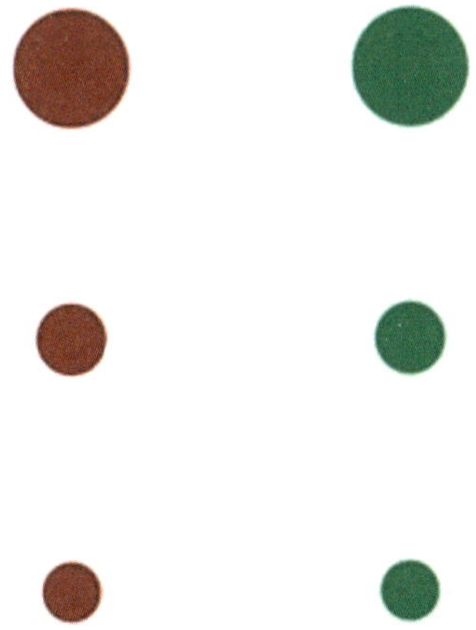

Barrel Card

훈련 난이도를 BI/BO 프리즘의 가입으로 증가시킬 수 있다.

ex 난이도 증가: 플러스렌즈, BO 프리즘 증가

난이도 감소: 마이너스렌즈, BI프리즘 증가

*훈련 목표: 자유자재로 융합할 수 있도록 훈련을 반복함

(4) Aperture Rule 훈련

*훈련의 목적

양성, 음성융합 버전스의 가동범위 폭을 증가시키고 반응속도를 향상시킴

*훈련 방법: Aperture Rule의 끝을 코에 맞대고 피검자의 우안과 좌안을 교대로 가려서 각각의 눈이 다른 타깃을 주시하도록 함

*훈련 포인트: 각 훈련단계에서 10초 이상 융합이 유지되어야 함, 융합을 유지하다가 시선을 옮겼을 때 다시 신속히 융합을 할 수 있어야 함

*훈련 목표: 12개의 폭주 훈련카드와 6개의 개산 훈련카드로 성공적인 양안단일시가 된다면 훈련을 종료함

(5) 펜을 이용한 훈련(Push-up 법)

가장 간단한 훈련법임, 폭주훈련에 탁월한 효과를 발휘함

*훈련의 목적: 폭주, 조절능력을 기르고 정확한 안구운동을 훈련시킴

*훈련 방법: 피검자의 눈앞 33~40 cm에 볼펜을 두고 코쪽으로 이동시키면서 펜끝의 뾰족한 부분을 하나로 집중해서 주시함

*훈련 포인트: 펜이 눈 앞으로 가까이 이동해도 펜끝 부분을 하나로 볼 수 있도록 노력하는 것이 중요함

*훈련 목표: 폭주근점이 5 cm 가 되도록 하는 것이 목표

2) 조절기능 훈련법- 내안근의 수축, 이완 훈련

(1) Loose Lens Rock(단안)

조절력과 조절용이성을 복원시키는 훈련

*훈련의 목적: 조절과 조절용이성을 강화함

*훈련 방법: 근거리 시표(0.7~1.0 시력표)를 사용함

볼록렌즈와 오목렌즈를 눈앞에 교대로 장입하면서 근거리의 시표를 선명히 보도록 노력함

*훈련 포인트: 초기단계에는 +0.50 D와 −0.50 D 렌즈를 사용함

피검자는 가능한 신속히 시표를 읽을 수 있어야 함

*훈련 목표: 볼록렌즈는 +2.5 D, 오목렌즈는 −6.0 D를 사용함

20세 이하: 1분 동안 20회 반전에 성공하는 것을 목표로 함

20세 이상: 피검자가 가지고 있는 조절력의 절반값에 해당하는 오목렌즈를 사용해서 1분에 20회 반전하는 것을 목표로 함

(2) Loose Lens Rock(양안)

조절력과 조절용이성을 복원시키는 훈련

*훈련의 목적: 조절과 조절용이성을 강화함

*훈련 방법: 근거리 시표(0.7~1.0 시력표)를 사용함

한쪽 눈앞에 6 Prism B.U.을 장입하여 양안을 분리하고, 볼록렌즈와 오목렌즈를 눈앞에 교대로 장입하면서 근거리 시표를 선명히 보도록 노력함

*훈련 포인트: 초기단계에는 +0.50 D와 −0.50 D 렌즈를 사용함

피검자는 가능한 신속히 시표를 읽을 수 있어야 함

*훈련 목표: 볼록렌즈는 +2.5 D, 오목렌즈는 −6.0 D를 사용함

20세 이하: 1분에 20회 반전하는 것을 목표로 함

20세 이상: 피검자 조절력의 절반값에 해당하는 오목렌즈를 이용해서 1분에 20회 반전하는 것을 목표로 함

(3) 원근 조절 변동법

*훈련의 목적: 조절과 조절용이성을 강화시키는 시훈련

*훈련 방법: 원,근거리 Hart Chart 시표를 사용함

단안 씩 수행하는데 근거리에 있는 차트에서 첫번째 숫자를 읽고 원거리에 있는 차트에서 두번째 숫자를 읽어나가는 방식으로 진행함, 이렇게 5분간 원,근거리의 타깃을 정확하게 읽어나가면 됨

*훈련 포인트: 훈련 난이도를 증가시키기 위해 근거리 차트를 흐려 보이는 지점보다 2.5~5 cm 정도 더 멀리에 두고 훈련을 진행함

*훈련 목표: 근거리 차트가 눈에서 7.6 cm 앞에 있을 때 원, 근거리 시표를 교대로 정확히 주시할 수 있다면 훈련을 종료함

3) 안구운동 훈련법- 외안근단련

(1) Loose Prism Jump

*훈련 방법: 반드시 단안시 상태에서 실시함

프리즘 조각 사용(12 △~0.5 △)

근거리 시표를 주시하고 있을 때 눈 앞에 프리즘 조각을 대고 타깃을

하나로 보도록 지시함

프리즘 렌즈는 높은 도수의 프리즘에서 낮은 도수의 프리즘으로 사용하고 시표는 큰 숫자에서 작은 숫자의 시표를 읽도록 함

프리즘이 물체의 상을 중심오목으로부터 벗어나게 하기 때문에 홱보기 운동기능이 자극됨

*훈련 포인트: 프리즘 기저방향을 위, 아래, 좌우, 대각선 방향으로 예측없이 변화를 주는데 피검자는 타깃을 신속히 하나로 보도록 노력함

5분간 실시 후 1분 휴식

*훈련 목표: 큰 타깃에서 작은 타깃으로 점차 감소시키면서 0.5 △이 가입된 상태에서 1.0 시표를 주시하도록 진행함, 신속하게 정확한 홱보기 운동기능이 형성되면 훈련을 종료함

(2) Hart chart

홱보기속도와 정확도 증가

*훈련 방법: 1.5~3 m 거리에 Hart chart를 놓고 단안으로 시행함

첫번째 열에 첫 글자 읽고, 열 번째 열에 첫 글자 읽기

그 다음, 첫번째 열에 두번째 글자 읽고, 열 번째 열에 두번째 글자 읽기

이런 식으로 첫번째 열과 열번째 열에 모든 글자 읽도록 함

*훈련 포인트: 실수를 스스로 체크하는 것이 중요함

안쪽에 있는 열에 이동할 수록 읽기가 어려짐

검사자는 피검자에게 좌에서 우로, 우에서 좌로 읽도록 지시함

*훈련 목표: 실수하지 않고 약 15초에 모든 글자를 읽는 것으로 함

(3) Visual tracing chart

따라보기 운동의 정확도와 속도 증가에 도움

*훈련 방법: 문자 A~E에서 시작해서 줄의 끝에 있는 숫자가 무엇인지 눈으로 찾아감
(펜을 사용해서 따라가도록 한다)

*훈련 포인트: 정확도와 속도가 개선되면 눈만 사용하여 훈련을 실시함

*훈련 목표: 가이드라인은 없음

(4) Rotator-type instruments

따라보기 운동의 정확도와 속도를 개선시키는 훈련

*훈련방법: 안대를 쓰고 단안으로 시행함
회전판의 구멍에 티를 꽂도록 함

*훈련포인트: 안쪽의 구멍에 티를 꽂는 것이 가장 쉽고 바깥쪽일 수록 어려움

*훈련목표: 모든 구멍에 정확하게 티를 꽂으면 종료

(5) Flashlight Tag

검사자와 피검자가 각각 플래쉬를 들고 있도록 하고 단안시 상태에서 실시함

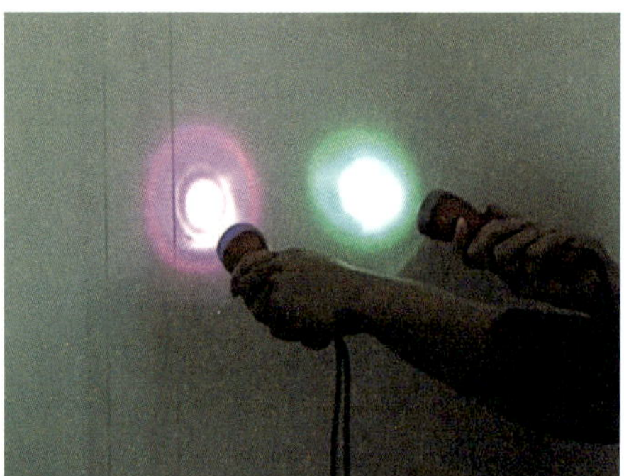

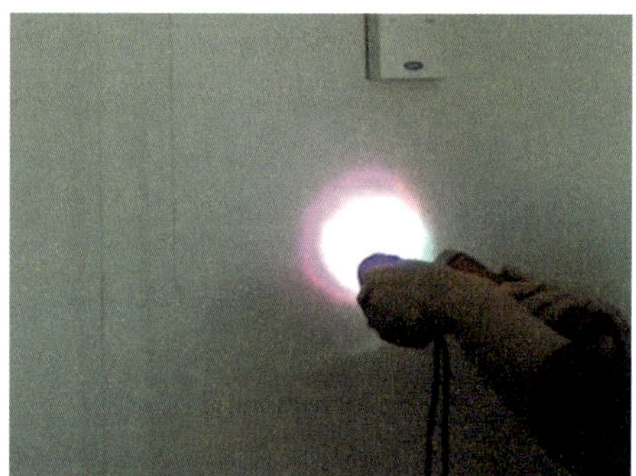

*훈련방법: 검사자가 플래쉬를 벽에 비추어 움직이는 패턴을 만들고 피검자는 본인의 플래쉬로 벽에 비친 불빛을 포개도록 함

*훈련포인트: 다양하고 복잡한 형태의 플래쉬 모양으로 훈련 유도

*훈련목표: 가이드라인은 없음

양안시기능이란?

◎ 양안시기능

- 편안한 시각을 얻기 위해 필요한 **두 눈의 총괄적이고 고도화**된 기능
  ⇒ 시야 증가, 시력 증가, 입체시 기능, 대비감도 증가
- 좌우 두 눈의 망막에 맺힌 상을 하나의 물체의 상으로 합쳐서 인식하는 기능

양안 단일 선명시 = 1단계 동시시 ⇒ 2단계 융합 ⇒ 3단계 입체시
폭주 조절

인간의 시각 기능 분류

◎ 선명하게 보는 것

- 안경의 도수 처방
- 1.0시력이 나오게끔 하는 것

◎ 편안하게 보는 것

- 안구의 피로와 관련됨
- 시력의 질적인 부분
- 안구를 움직이는데 활용되는 **안구 외부의 근육(외안근)의 밸런스**를 맞춰 줌
- 안구를 움직이고 지탱하는 6개의 근육 이 수행함

⇓

외직근, 내직근, 상직근, 하직근, 상사근, 하사근

인간의 시각 기능의 분류

◎ 편안하게 보는 것(6개의 외안근이 원활히 작동)

외안근	작용 방향		지배 신경
	주작용	보조 작용	
외직근(바깥곧은근)	외전		외전신경
내직근(안쪽곧은근)	내전		동안신경
상직근(위곧은근)	상전	내회선, 내전	동안신경
아래직근(아래곧은근)	하전	외회선, 내전	동안신경
상사근(위빗근)	하전	내회선, 외전	활차신경
하사근(아래빗근)	상전	외회선, 외전	동안신경

양안시 이상이란?

◎ 양안시 이상

- 원활한 양안시기능은 뇌신경의 정상적인 신호전달과 외안근의 운동으로 이뤄지는데 신경과 근육 중 하나라도 이상이 생긴다면 양안시기능 문제가 발생함

◎ 양안시 검사 및 처방

- 두 눈의 균형 상태와 외안근의 밸런스를 교정
- 사시, 사위안을 특수안경으로 교정 및 처방하는 과정을 담은 학문

◎ 사위

- 집중력이 흐트러지는 눈(근업 지구력이 취약)
- 안위의 편위도가 사시안보다는 경한 편

- 스스로의 힘으로 교정 가능
- 잠복성 사시 및 사시의 전단계
- 사위안은 비뚤어진 안구의 위치를 바로 잡기 위해 **필요 이상의 힘이 늘 요구되기 때문에** 눈이 항상 피곤함
- 사위안의 외안근은 더 많이 일하고 힘을 쓰다 보니 **정상안에 비해 피로감이 큼**
- 오랫동안 집중하는 작업을 할 때 집중력이 낮음
- 근지구력 면에서 불리함
  - 양안시는 가능

외사위

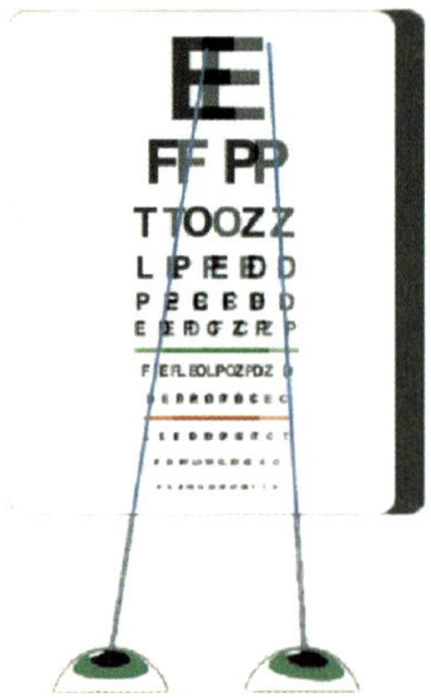

처방

프리즘렌즈, 시훈련

◎ 사시

- 스스로 교정하지 못하여 외관상 편위된 눈
- 안위의 균형이 심하게 무너져서 정렬을 포기한 눈
- 안위를 이동시키는데 힘을 사용하지 않기에 안정피로가 없음
- 외견상 눈이 한쪽으로 돌아간 티가 남
- 사시는 양안시가 불가능 함

처방

수술

사위(Phoria) 환자의 증상

◎ 특정 증상

- 독서 시 집중이 안되고 이해력 저하
- 같은 줄을 반복해서 읽거나 읽고 있는 줄을 놓침
- 한눈을 감고 보는 것이 편함
- 3D 안경 부적응
- 편두통, 오심, 어깨가 저림
- 장시간 시활동 중 또는 시활동 후 쾌적도에 관한 증상을 가장 많이 호소

증상의 정도

내사위 > 외사위

사위(Phoria) 환자의 증가

◎ 일반 성인남녀를 기준으로 70%이상이 사위를 가지고 있음

- 이들 중에서 70% 외사위, 30% 내사위 경향을 띰
- 프리즘처방의 도움이 필요한 눈은 우리 주변에 어렵지 않게 볼 수 있음

원거리 수평사위검사(Distance Lateral Phoria)

- 안구를 붙들고 있는 6개의 외안근 근육의 수축 능력, 이완 능력의 여력 등 균형감을 평가하기 위한 것
- 원거리 굴절이상을 완전히 교정한 후 다음 수직일렬 시표를 주시

검사의 출발점

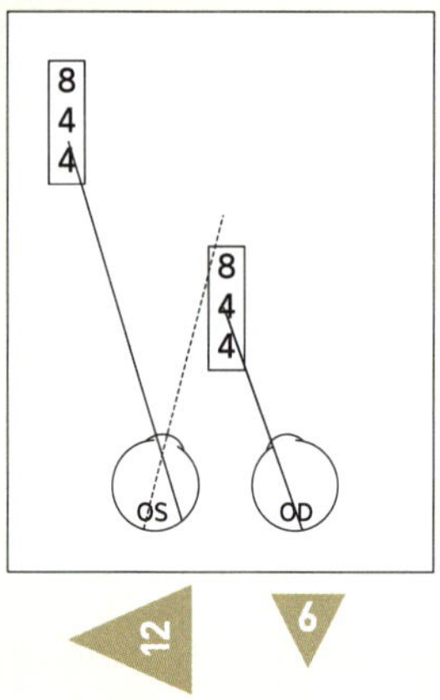

우안에 B.U. 6△
좌안에 B.I. 12△

두 개의 시표가 일렬로 됨

정상안 수치 범위
외사위: 6△ 이하
내사위: 1.5△ 이하

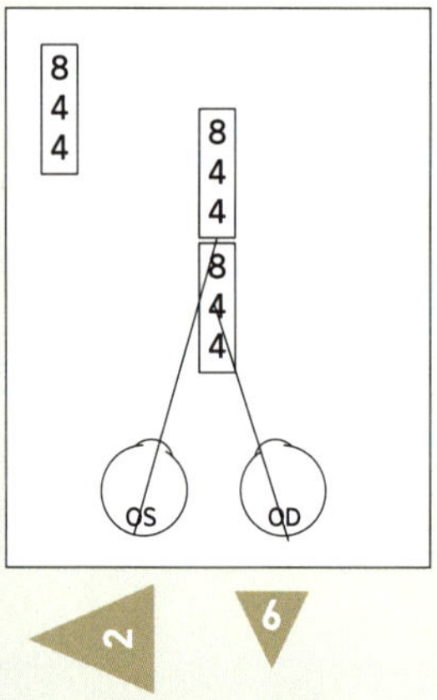

우안에 B.U. 6△
좌안에 B.I. 2△

시표가 일렬로 되었을 때의 프리즘 방향과 양을 구함

⇓

사위검사 결과
외사위 2△

AC/A비 구하기

◎ 경사 AC/A비

> 근거리에서 실시하며 처음 사위량에서 +1.00D와 -1.00D를 가입 시,
> 조절 or 조절이완 되면서 사위도가 어느 정도 변화되는지 측정한다.

ex 피검자의 근거리 사위도 : 3△외사위 임.
이때 양안에 +1.00D 가입 시 5△외사위가 되었다면 플러스에 의한 AC/A 비는 "2"
양안에 -1.00D 가입 시 2△내사위가 되었다면 마이너스에 의한 AC/A 비는 "5"

◉ 부호 ⇒ 내사위: +, 외사위: -

> 위 피검자의 양방향 평균 AC/A 비는 3.5(ratio)임

정상성인의 평균 AC/A비: 4±2△

사위검사 및 양안시 처방의 원칙

자각증상 완화, 집중력 강화!

> 자각증상을 호소하는 사위환자를 대상으로
> 시훈련(Vision Training)을 적용
>
> - 시훈련은 꾸준한 노력과 의지가 필요함
> - 일반적으로 외사위 환자에서 더 효과적

주의 **반드시 정확한 굴절검사 처방을 마친 후** 시행해야 정확한 사위량을 얻을 수 있음

ex (-)도수↑: 폭주자극, (+)도수↑:개산자극

◎ 정확한 도수 처방이 기본

- 미교정 된 잔여난시 – 안정피로 유발, 조절 유발
- 근시 과교정 오류 – 사위도에 영향을 줌
- 정확한 도수교정 – 감각융상 향상

◎ 사위 검사 수행

- 편위 정도를 확인(정상범위와 비교)
- 자각증상 확인

◎ 도수 가감조정(AC/A ratio 고려)

- AC/A ratio가 정상범위일 때 적용 가능한 방법
- 안정피로, 자각증상 심하면 프리즘 가입을 고려해야 함

상대 이향운동 검사 PRC, NRC 구하기

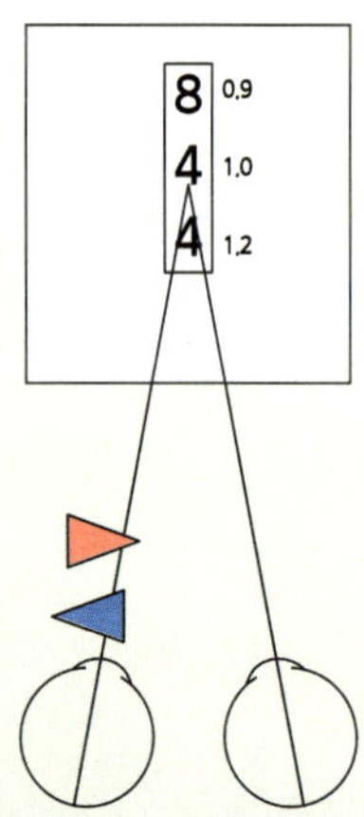

◎ PRC(실성상대폭주력)

- B.O. 프리즘을 증가시켰을 때 내 눈이 융합운동을 하다가 견디지 못하여 사물이 흐려지는(처음으로) 지점

◎ NRC(허성상대폭주력)

- B.I. 프리즘을 증가시켰을 때 내 눈이 융합운동을 하다가 견디지 못하여 사물이 흐려지는(처음으로) 지점
- 원거리에서는 흐린점이 없음

근거리 수평융상 이향용이 검사

- 수평융상 이향 능력을 측정
  - 플리퍼(프리즘 플리퍼)를 이용해서 시각의 위치를 변화시킬 때 융상을 하기 위한 안구의 이향운동 능력을 검사하는 것
  - 좌우 합 수평 12프리즘 B.O. 3프리즘 B.I.인 플리퍼 준비
  - 수직 정렬 근거리 시표
  - 1분 동안 플리퍼를 반전하면서 선명하게 보이는 횟수 측정
  - 기댓값: 12cpm 이상

> **평소 어지러움을 호소하는 자,**
>
> **시각환경 변화에 적응이 힘든 자가 기댓값이 낮게 측정됨**
>
> 원거리 주시 ⇒ 근거리 주시로 바뀔 때
>
> 또는 그 반대의 경우에서 자각증상 호소

PRC와 NRC Data를 이용해서 프리즘처방 값 구하기

◎ 퍼시벌 기준

- 양안단일명시역의 중간 1/3 범위내에는 편안하고 선명한 양안단일시가 된다는 주장

P1=(2PRC + NRC)/3

P2=(2NRC + PRC)/3

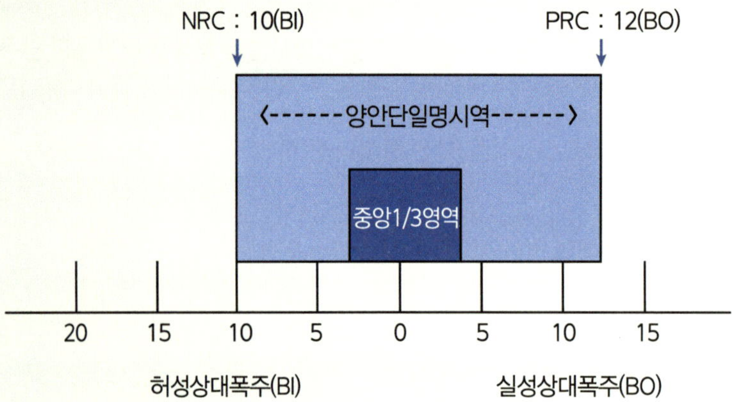

◎ 쉐어드 기준

- 비록 사위가 있더라도 사위를 극복할 수 있는 충분한 융상여력(사위량의 2배라고 규정)이 있다면 문제 되지 않는다고 주장함

S(prism) = (2 × 사위량 + 융상여력)/3

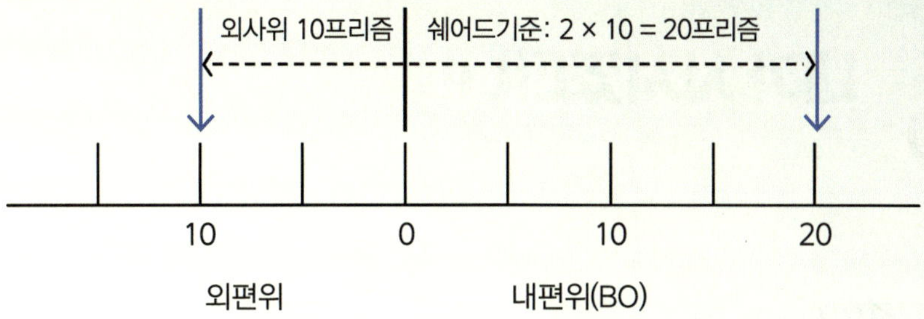

양안시 이상 환자 처방의 대원칙

- 문진 과정에서 자각증상 파악 & 환자의 나이와 적응력 고려
  - 특정한 눈 피로감의 호소, 중장년층 이상에서 프리즘 처방 안경의 적응 문제
- 교정도수 검사 후 구안경 확인
  - 가장 기본은 올바른 굴절이상 교정, 구안경으로 유발된 사위 문제
- 사위도 검사
  - 정상 기준 데이터와 비교
- 외안근과 내안근의 힘을 측정하고 유형 분석
  - PRC, NRC, 조절력, 조절용이성, NRA, PRA
- 기능성 렌즈 또는 (+)도수 렌즈로 해결 가능한지 확인
- 환자에게 프리즘 렌즈의 개념을 이해시키기
  - 생소한 개념, 위화감 문제

내가 사시였다니!

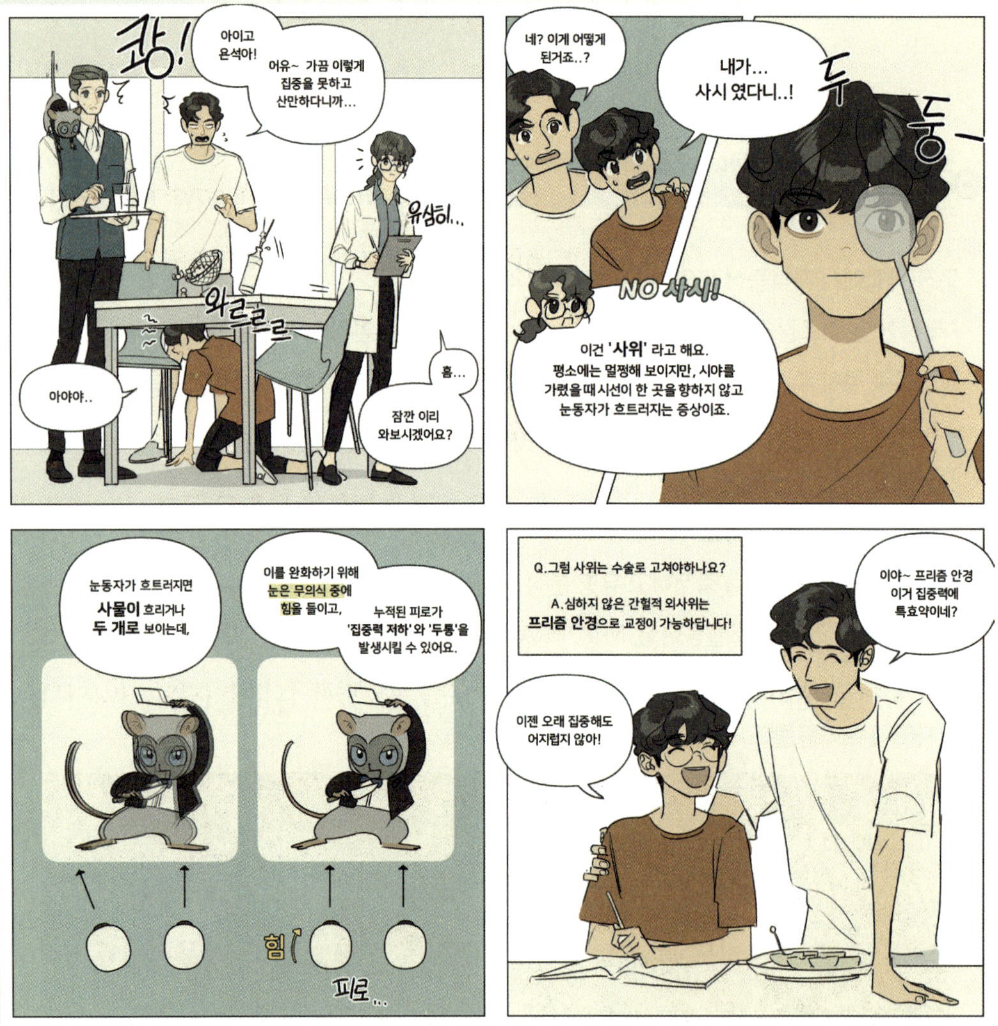

쾅!
아이고 윤석아!
어유~ 가끔 이렇게 집중을 못하고 산만하다니까...
유심히...
와르르르
아야야..
흠...
잠깐 이리 와보시겠어요?
네? 이게 어떻게 된거죠..?
내가... 사시 였다니..!
두둥~
NO 사시!
이건 '사위' 라고 해요.
평소에는 멀쩡해 보이지만, 시야를 가렸을 때 시선이 한 곳을 향하지 않고 눈동자가 흐트러지는 증상이죠.
눈동자가 흐트러지면 사물이 흐리거나 두 개로 보이는데,
이를 완화하기 위해 눈은 무의식 중에 힘을 들이고,
누적된 피로가 '집중력 저하'와 '두통'을 발생시킬 수 있어요.
힘
피로...
Q.그럼 사위는 수술로 고쳐야하나요?
A.심하지 않은 간헐적 외사위는 프리즘 안경으로 교정이 가능하답니다!
이야~ 프리즘 안경 이거 집중력에 특효약이네?
이젠 오래 집중해도 어지럽지 않아!

국가고시 대비 예상문제

01. 단안 조절용이성 검사에서 (+)렌즈에서 반응속도가 현저히 느려져서 낮은 값으로 측정되었다. 이 환자의 시기능이상은?

( )

02. 가림검사에서 오른쪽 눈을 가렸더니 왼쪽 눈이 움직이고 왼쪽을 가렸더니 오른쪽이 움직였을 때 안위의 종류는?

( )

03. 원거리 11프리즘 exo, 근거리 2프리즘 exo, AC/A 비가 9 프리즘인 사람의 시기능장애는?

( )

04. 경사 AC/A비가 정상수치보다 높고 근거리 조절력이 부족한 사람에게 가장 효과적인 처치는?

( )

05. NRC 검사를 하려면 좌우안에 어떤 렌즈를 장입해야하는가?

( )

06. 양안 각각에 2△ B. I의 프리즘을 착용시켰다. 옳은 것은?

> 가. 착용 전에 비해 양안은 개산(divergence)된다.
> 나. 눈으로 들어가는 빛은 코 방향으로 꺾인다.
> 다. 사위를 교정해주는 프리즘이라면 이 눈은 외사위(exophoria)이다.
> 라. 시훈련을 해주기 위한 목적으로 프리즘을 장입한 상태라면 환자는 내사위(esophoria)상태이다.

① 가, 나, 다 ② 가, 다 ③ 나, 라
④ 라 ⑤ 가, 나, 다, 라

07. 사위(Phoria)의 교정 목적과 거리가 먼 것은?

> 가. 양안시기능이 쉽게 발휘하도록 함
> 나. 눈의 외안근의 피로를 완화하기 위함
> 다. 양안시 교정하기위하여
> 라. 외관상 정위로 보이기 위함

① 가, 나, 다　② 가, 다　③ 나, 라
④ 라　⑤ 가, 나, 다, 라

08. (−)구면 안경렌즈로 기저상방의 프리즘 효과를 내려면 동공을 기준으로 안경렌즈의 광학 중심점을 어느 방향으로 편심하여야하는가?

① 코방향　② 귀방향　③ 상방향　④ 하방향

09. 본그래페(Von Graefe)법으로 근거리 수평사위검사를 할 때 사용되는 시표로 적절한 시표는?

① 가로열시표　② 세로열시표　③ 방사선시표　④십자편광시표

10. 포롭터의 보조렌즈를 R: 6△B.U, L: 12△B.I으로 기준점에 맞추어 준비하였다. 어떤 검사를 진행하기 위한 것인가?

① 폰그래페(von Greafe)법으로 사위검사
② 폰그래페(von Greafe)법으로 상대폭주(융합력)검사
③ 편광법(Polar Test)으로 사위검사
④ 편광법(Polar Test)으로 융합력검사

11. 사위(Phoria)에 대한 설명으로 올바르지 못한 경우는?

① 근성 안정 피로　② 무의식적 주시 때 발생
③ 융합의 방해로 발생　④ 사시로 이행 가능
⑤ 수직 사위는 수평사위에 비해 발생 빈도가 높다.

12. 처방서 표기 약호로 OU : 2△BO과 같은 처방으로 맞는 것은?

① R : 2△Base0°,　L :2△Base0°
② R : 2△Base180°, L : 2△Base0°
③ R : 1△Base180°, L : 1△Base 0°
④ R : 1△Base 0°,　L : 1△Base 180°

13. 원거리에서 거의 정위(Orthophoria)이고, 근거리에서 높은 내사위량을 보이며 AC/A ratio가 큰 환자에게 발생하는 양안시 이상은 무엇인가?

① 조절과다(Accommodative excess)　② 개산과다(Divergence excess)
③ 개산부족(Divergence excess)　④ 폭주과다(Convergence excess)

14. 보기의 상황을 미루어 보아 알 수 있는 이 환자의 상태는?

> 〈보기〉 오른쪽 눈을 차폐하고 왼쪽 눈을 보고, 왼쪽 눈을 차폐하고 오른쪽 눈을 보았을 때 안구의 움직임이 없었다. 그러나 왼쪽 눈을 차폐하였을 때 차폐한 왼쪽 눈이 코 쪽으로 움직이나, 오른쪽 눈을 차폐하였을 때 오른쪽 눈은 정위에 있는 경우 이 환자의 상태는?

① 우안 내사시　② 우안 내사위　③ 좌안 내사위
④ 좌안 외사시　⑤ 교대성 사시

15. 동공 간 거리가 66 mm 이고 원거리 1 프리즘 내사위인 환자가 40 cm 거리에서 8프리즘 외사위라면 이 환자의 계산 AC/A ratio는 어떠한가?

① 조절성폭주비 1　② 조절성폭주비 2　③ 조절성폭주비 3
④ 조절성폭주비 4　⑤ 조절성폭주비 5

*공식: AC/A 비= PD cm + 근거리 주시거리 m x (근거리사위- 원거리사위)

16. 편광법(polatest)으로 검사하는 편광 십자시표에서 우안이 수평선을 보고, 좌안이 수직선을 주시할 때 양안으로 다음과 같이 보인다면? (수직, 수평선의 2등분점이 시야의 중심임)

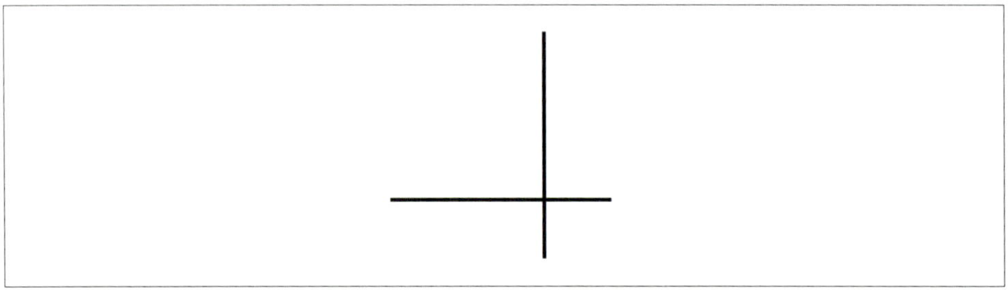

① 우안 상사위+ 내사위　② 좌안상사위+ 내사위
③ 좌안상사위+ 외사위　④ 우안 상사위+ 외사위

17. 다음 중 폭주의 요소에 대한 설명으로 옳지 않은 것은?

① 긴장성폭주–해부학적 안정안위에서 생리적 안정안위까지 범위의 크기이고 실제 측정이 가능하며 임상적인 의미가 큰 폭주값이다.
② 근접성 폭주–가까운 곳을 본다는 의식만으로 발생되는 폭주
③ 조절성폭주–근거리 물체를 주시할 수 있도록 폭주되는 상태
④ 융합성폭주–양안에 맺히는 망막상을 하나로 인식하도록 하는 상태

18. 조절lag 데이터가 평균값보다 아주 높으면 어떤 상태를 의심하여야 하는가?

① 조절과다　② 조절마비　③ 폭주과다
④ 폭주부족　⑤ 폭주마비

19. 다음 양안시기능 설명 중에서 틀린 내용은?

① 양안시기능이란 사물의 입체감, 원근감, 속도감을 정확히 얻을 수 있도록 합쳐진 상태
② 양안시기능의 발달은 동시시→ 융합 → 입체시순서로 발달한다.
③ 양안시를할 수 있는 시야 내에서 시력 장애가 있는 경우에는 다른 쪽의 정상적인 눈의 상(image)이 그 부분을 대신한다.
④ 시야 검사법에는 대면법, 주변 시야법, 평면 시야법이있다.
⑤ 양안시기능은 1차원적인 "선명히 보는 것 " 에 주안점이 맞춰져 있다.

20. 오른쪽 눈을 차폐하고 왼쪽 눈을 보고, 왼쪽 눈을 차폐하고 오른쪽 눈을 보았을 때 안구의 움직임은 없었다. 그러나 왼쪽 눈을 차폐하였다가 차폐자를 떼었을 때 왼쪽 눈이 코 쪽으로 움직이고, 오른 쪽 눈을 차폐하였을 때 오른쪽 눈은 정위에 있는 경우 이 환자의 상태는?

① 우안 내사시 ② 우안 내사시 ③ 좌안 외사위
④ 좌안 내사위 ⑤ 교대성사시

21. 환자의 오른쪽 눈에 마독스간 검사를 시행하였다. 광점에 비해서 마독스간의 위치가 하방에 있을 때 이 사람의 눈상태는?

① 교대성 수평사위 ② 교대성 수직사위 ③ 좌안 상사위
④ 우안 상사위 ⑤ 교대성 수직사시

22. 다음은 마비사시에 관한 설명이다. 옳은 것의 조합은?

> 가. 원인으로 안근자체의 병변과 신경마비가있다.
> 나. 외직근 마비시에는 외사시가 발생한다.
> 다. 복시를 피하기 위해 마비근이 사용되지 않는 머리 위치를 취하게 된다.
> 라. 내직근 마비시에는 내사시가 발생한다.

① 가,나,다 ② 가,다 ③ 나,라
④ 라 ⑤ 가,나,다,라

23. 한 쪽 망막의 중심오목과 다른 쪽 망막 중심오목 이외의 부분의 한 점과 대응하여 감각성 융합을 하는 것을 무엇이라고 하는가?

① 동시시 ② 복시 ③ 이상망막대응 ④ 혼란시

24. 측정기준 PD가 60 mm 인 사람이 눈앞 1 m의 물체를 바라볼 때의 폭주각을 미터각과 프리즘디옵터로 올바르게 표기해놓은 것은?

① 1M.A. 6 프리즘 디옵터 ② 2 M.A. 5 프리즘 디옵터
③ 2M.A. 4 프리즘디옵터 ④ 1M.A. 3 프리즘 디옵터

*공식: 폭주각= M.A. X PD (cm)

25. 근거리를 주시할 때에 전체 폭주량에서 조절성폭주가 차지하는 비율은 저하되는 반면, 융합성폭주가 차지하는 비율이 증가하는 눈은?

① 정시 ② 근시 ③ 난시 ④ 노안

26. 근거리를 주시할 때 조절성폭주의 과부족을 보완하기 위한 폭주는?

① 긴장성폭주 ② 기계적폭주
③ 근접성폭주 ④ 융합성폭주

27. 근시안(-1 D)이면서 정위인 자가 나안으로 눈 앞 40 cm의 물체를 양안주시할 때 요구되는 조절력과 폭주량은? (PD는 60 mm임)

① 조절력 3D, 폭주량 9프리즘 ② 조절력 2.5D, 폭주량 15프리즘
③ 조절력 1.5D, 폭주량 15프리즘 ④조절력 3D, 폭주량 9프리즘

28. 억제와 이상망막대응 검사가 아닌 것을 고르시오

① 대약시경검사 ② 바골리니검사
③ 잔상검사 ④ 차폐검사

29. 내사위를 정렬(교정)시키는 융합성운동은?

① 양성융합성폭주 ② 음성융합성폭주
③ 양성상대조절 ④ 음성상대조절

30. 융합력검사에 대한 설명으로 옳은 것은?

① 양성융합성폭주는 기저외방으로 측정한다
② 원거리 음성융합성폭주는 흐린점이 나타난 후 분리점이 측정된다
③ 전폭주의 크기는 조절근점 검사로 알 수 있다
④ 음성융합성폭주는 기저외방으로 측정한다

31. 근거리 외사위안에 대한 설명으로 옳은 것은?

① 근시안보다 원시안에서 더 문제가 된다
② 근거리 주시시 정시안보다 과도한 폭주가 요구된다
③ 자각증상이 있어도 교정할 필요는 없다
④ 계속하여 개산을 하고 있어야 한다

32. 근거리 내사위에 대한 설명으로 옳은 것을 모두 고르시오.

① 가입도 처방으로 교정가능하다
② 원거리 근시는 완교정하는게 좋다
③ 조절성폭주비가 낮은편이다
④ 양안시를 하는 동안 계속하여 음성융합폭주를 사용해야 한다

33. 보기의 상황을 참고하여 의심할 수 있는 안위이상은?

〈보기〉 10살 남아의 안구굴절상태는 원시안이다. 검사를 진행할 때마다 매번 굴절이상 값의 편차가 심하게 발생하고, 현성굴절검사값과 조절마비하 검사값의 차이가 큰 것으로 나타난다. 양안시검사를 시행하였을 때 교대가림 검사 시 안구가 이동하는 것을 확인 하였고 AC/A비가 높게 나타난 것이 특징이다

① 외사시안　② 내사시안　③ 외사위안　④ 내사위안

34. PD가 60mm, 원거리 사위도는 정위이고 근거리(40cm)의 사위도는 5프리즘 BI 일 때 이 환자의 헤테로포리아 AC/A비는?

(　　　　　　　　　　　　　　　　　　　　)

*계산 AC/A비 = PD(cm)+ND(m) (Hn−Hf)

35-36. 〈보기〉의 상황을 종합적으로 분석하여 물음에 답하시오.

> 〈보기〉 환자는 10세의 남아이다. 자각식굴절검사를 시행하여 얻은 환자의 처방전 값은 S+200 C-0.25 ax95. PD=60mm의 원시성 난시안이었다. 사위도를 측정했을 때 원거리 5m에서 외사위 4△, 근거리(40cm)에서 내사위 3△의 값이 측정되었다.

35. 이 환자를 검사할 때 주의사항은?

( )

36. 이 환자의 계산 AC/A비는?

( )

37-39. 〈보기〉의 상황을 종합적으로 분석하여 물음에 답하시오.

> 〈보기〉 환자는 40세의 여성이다. 자각식 굴절검사를 시행하여 얻은 환자의 처방전 값은 S-300 C-100 ax10. PD=58mm의 근시성 난시안이었다. 사위도를 측정했을 때 원거리 5m에서 외사위 1△, 근거리(40cm)에서 외사위 7△의 값이 측정되었다.

37. 이 환자의 처방에 있어서 고려사항은?

( )

38. 이 환자의 계산 AC/A비는?

( )

39. 이 환자에게 짐작되는 양안시 이상의 종류는?

( )

40. 원거리 근시안이면서 근거리 주시 때 외사위 경향을 보이는 자에 대한 설명으로 옳은 것은?

① 굴절이상을 교정하지 않은 상태에서 근거리를 주시할 때는 불편함을 없다

② 근거리 주시 시 정시안보다 적은량의 폭주가 요구 된다

③ 근시 과교정을 하여 조절을 자극할 필요가 있다.

④ 근거리 주시 때에 폭주가 필요한 눈으로 외사위가 심하면 복시, 억제가 발생한다

답 안

1. 조절과다
2. 교대성사시
3. 개산과다
4. (+)구면렌즈 가입
5. OD: BI△ OS: BI △
6. ⑤
7. ④
8. ④
9. ②
10. ①
11. ⑤
12. ②
13. ④
14. ③
15. ③
16. ④
17. ①
18. ②
19. ⑤
20. ③
21. ④
22. ②
23. ③
24. ①
25. ④
26. ④
27. ③
28. ④
29. ②
30. ①
31. ②
32. ①, ④
33. ④
34. 4 (ratio)
35. 근거리에서 내사위량이 큰 편이다. 약도의 난시를 전교정해야하고 원시 안경을 근거리 작업 때도 항상 착용시켜 조절자극을 줄여주는 것이 좋다. 만약, 양안시이상 관련 자각증상이 있다면 프리즘처방은 되도록 자제하고 도수조정법(플러스렌즈 가입)으로 양안시 이상을 해결하도록 한다.
36. 8.8 (ratio)
37. AC/A가 다소 낮은 근거리 외사위안이므로 기능성렌즈(안정피로 완화렌즈)를 권하면 안된다.
38. 3.4
39. 근거리 외사위
40. ④

Name	(M/F)	Age		Tel.	
Address		Date			
symptoms		history			

current spectacles	dated:	OD:	OS:	PD:
NPC				
Reti	OD		OS	
MR	OD		OS	
Phorias	Dist. H:	V:	Near. H:	V:
AC/A ratio	+1 :		-1:	

Accommodtion test	Amplitude			Relative	
	R	㎝	D	NRA(+)	
	L	㎝	D	PRA(-)	

Relative Vergence		NRC			PRC						
	Dist.	X									
	Near										

MEM with Rx	OD		OS
Accommo. facility	OU:	OD:	OS:
Vergence facility	OU:	OD:	OS:
Stereopsis	arc sec (Randot, Fly)		
Additional test			

Final Prescription		Sph	Cyl	Axis	PD		ADD	kerato		Prism	Vsc	Vcc
					D	N		BC	D			
	R											
	L											

Memo	

부록_ Sports Vision 검사 실습지

검사자 이름:	검사 날짜:	검사 회차: (　　　　) 회
피검사자 이름:		
연령:		
스포츠 종목(취미):		
특이 사항:		
시력 교정상태: 안경, 콘택트렌즈, 굴절교정 수술		

◇시각기능 자각적 설문 테스트(NEI-VFQ 25) 결과: (　　　　) 점 / 정상범위: 14.5점

◇시각기능의 과학적 분석 결과

검사항목		Reference 정상범위	Result 결과치(회동)
정적 시력	한천석 시력표 검사 (6 m)	0.9~1.0 (V.A.)	/ (V.A)
동적 시기능 (운동성 검사)	SCCO	3.0 점 이상	점
	H-S 스케일	눈의 움직임: 3점	점
		머리 움직임: 3점	점
		자동성: 3점	점
		지속성: 1점	점
		총 합 : 10점	점
	DEM 검사	조정시간= 측정시간 x 80 / (80-o+a) 빼먹은 것=o 추가해서 읽은 것=a *40초 이하 정상	조정시간: ratio 전체 틀린갯수: 개 총 소요시간: 초
	주시안정성	매우 강함: 5점 (10초 이상 안정 주시) 강함: 4점(10초) 충분함: 3점 (5초) 약함: 2점 (5초 이하) 매우 약함: 1점 (지속적인 주시 불가)	점
	시각-반응검사	22개 이상 판별 (만점: 25개)	개

검사항목		Reference 정상범위	Result 결과치(회동)
양안시기능 (외안근 밸런스)	Phoria Test of Von-Graefe Technique	B.I. 0~7 prism B.O. 0~1.5 prism	prism
	NRC	4~10 prism 평균 10 prism	prism
	PRC	11~27 prism 평균 20 prism	prism
순목 안정성	BUT	OU: 10초 이상	OD: 초 OS: 초
	Schirmer test	OU: 15mm 이상	OD: mm OS: mm
	Dry Eye Thermo graphy	온도변화율: 0.2도 이내 Thermo. Break up time: 5초 이상	도 초
심시력(입체시)	Stereopsis		
안근력	NPA	20 cm 이하	cm
	NPC	10 cm 이하	cm
안근 용이성	Accommodative facillity ±2D	양안: 10 cpm 이상 단안: 11 cpm 이상	cpm
	Vergence facillity 12BO/3BI	양안: 12 cpm 이상	cpm

◇시각기능의 과학적 분석(7각형 모형 예시)

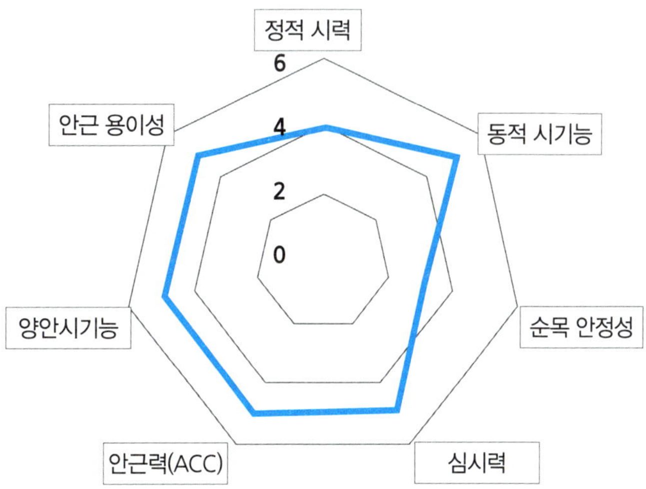

참고문헌

1. “안과학” 윤동호. 일조각.
2. “백내장” 가톨릭의대 안과 및 시과학교실. 일조각.
3. “양안시검사” 마기중. 대학서림.
4. “우리들이 궁금했던 시력 & 안경이야기. 박창원. 대학서림.
5. “양안시 처치 및 관리” Mitchell Scheiman, Bruce Wick, 마기중, 장만호, 김재도. 대학서림.
6. “임상 안기능 검사” Nancy B.Carlson, Daniel Kurtz, 진가헌, 최혜정. 대학서림.
7. “항상 궁금했던 각결막의 병태생리” 김만수(가톨릭대학교 서울성모병원안센터). 내외학술.
8. “굴절검사와 처방” 진용한. 의학출판 수현.
9. “안경사를 위한 임상검안과 안기능이상 처방” 김재도. 신광출판사.
10. “독일식 임상 양안시검사 및 처치” Volkhard Schroth, 윤정호, 서재명. 현문사.
11. “안경광학” 성풍주. 대학서림.
12. “옵토메트리개론” 성풍주. 대학서림.
13. “양안시검사” 마기중. 대학서림.
14. “양안시기능검사 실습지침서” 배현주, 김정숙, 서재명, 엄정희. 대학서림.
15. “Borish's Clinical Refraction” William J. Benjamin, Irvin M. Borish. W.B.Saunders.
16. “Optical Training: Skills and Procedures”. Davey M. Wooton. Butterworth-Heinemann.
17. “The high prevalence of myopia in Korean children with influence of parental refractive errors: The 2008-2012 Korean National Health and Nutrition Examination Survey” Dong Hui Lim, Jisang Han, Tae-Young Chung, Sewoong Kang, Hyeon Woo Yim. PLoS One. 26;13(11):e0207690. 2018.
18. “Disorders of Conjugate Gaze” SH Lee. Clin Neuroophthalmol 2(1):22-26, 2012.
19. “Vergence Eye Movements” SH Kim. Clin Neuroophthalmol 12(1):1-5, 2022.

저자소개

저자 **박 창 원**

눈의 구조, 기능 및 시력에 대한 관심으로 관련 전공을 공부를 해왔고 국가 지정연구소인 가톨릭대학교 의과대학 시과학연구소에서 임상 안과학 분야를 연구하여 박사 연구원 과정을 밟았다(연구실적: SCI급 논문 4편, 국내논문 및 연구발표 100편 이상, 안과 환자데이터 약 1만 명 이상 분석, 한국연구재단, 산업통상자원부, 중소기업청과제 등 국가 프로젝트 13건을 수행).

주요 연구업적은 다음과 같다.

1. 국내 최초 백내장 환자의 광학적 질을 분석하여 수치화 발표
2. 국내 최초 "객관화 된 안구건조증 진단장치" 특허(제10-1662775호) 발명
3. 다초점 인공수정체안를 연구한 학술 논문이 SCI급 국제 학술지 안과학 저널(Journal of Ophthalmology)에 게재

저자의 박사학위 논문은 인공수정체 렌즈가 삽입된 백내장 수술안에서 시기능의 질(quality)을 평가하는 논문으로 임상 안과 영역에서 인간의 시기능을 광학적으로 평가하는 연구에 매진해왔다.

그는 한국안광학회(KOOS), 대한시과학회(KSVS), 유럽백내장굴절수술학회(ESCRS) 정회원과 IACE 국제 융복합전문가협회(유엔 글로벌 콤팩트 공식 파트너)의 한국지부 학술자문단으로 활동하고 있으며 "마르퀴즈 후즈 후 인 더 월드" 등재되어 공로를 인정받은 바 있다. 현재는 시력과 안광학의 전문가로 안경광학과에서 교수직을 맡고 있다.

우리들이 궁금했던 굴절검사 & 양안시 처방법 이야기

2024년 3월 15일 초판 발행

저 자 박 창 원
발행인 윤 진 영
발행처 도서출판 대학서림
주 소 03076 서울시 종로구 혜화로 2길 8
전 화 02) 763-1220, 744-2811
팩 스 02) 744-1210
등 록 1965. 1. 20
번 호 1-88
정 가 25,000원

ISBN 978-89-6940-326-1 93510

www.daihaks.com